FACHVERLAG FRAUND

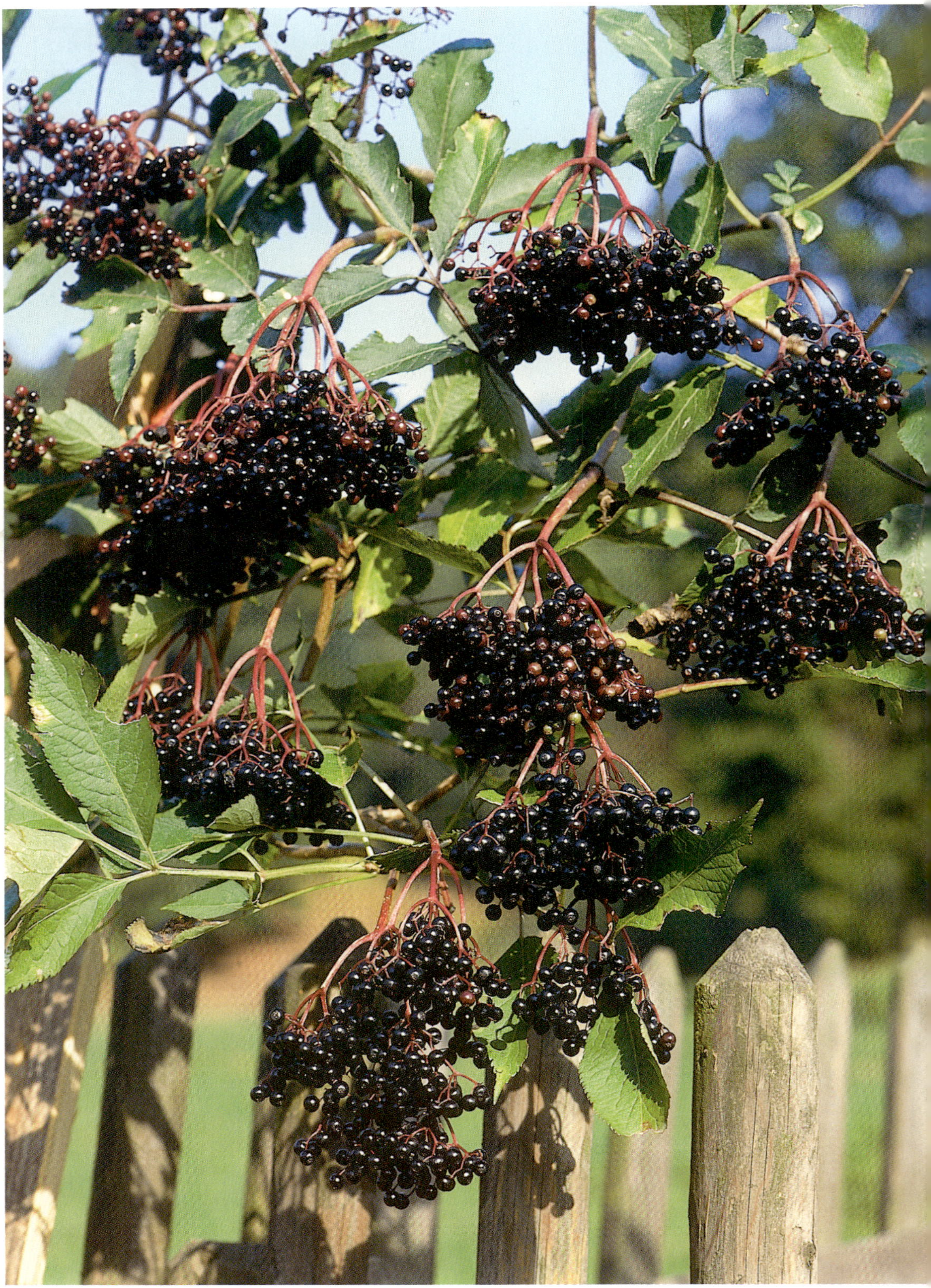

Rita Pilaske

Natürliche Hausapotheke
Holunder

- Botanik und Geschichte
- Naturheilkundliches Wissen
- Medizin, natürliche Kosmetik, Ernährung

Die Deutsche Bibliothek – CIP-Eintragsaufnahme

Pilaske, Rita:
Natürliche Hausapotheke Holunder : Botanik
und Geschichte ; naturheilkundliches Wissen ;
Medizin, natürliche Kosmetik, Ernährung / Rita Pilaske.
- 1 Aufl.. - Mainz : Fachverl. Fraund,
2002
ISBN 3-921156-60-2

Hinweis:
Das vorliegende Buch wurde sorgfältig erarbeitet. Dennoch erfolgen alle Angaben ohne Gewähr. Weder Autor noch Verlag können für eventuelle Nachteile und Schäden, die aus den im Buch vorgestellten Rezepten und Informationen resultieren, eine Haftung übernehmen.

Impressum:

1. Auflage 2002

ISBN 3-921156-60-2

An der Brunnenstube 33-35, 55120 Mainz

Druck: Rohr-Druck, Kaiserslautern

Gestaltung und Satz: Jana Kuhnert, Fachverlag Dr. Fraund GmbH

Bildnachweis:
Titel: Reinhard Tierfoto (3)
Rückseite: Jana Kuhnert
Reinhard Tierfoto (9), Roland Bauer (1), Brunhilde Bross-Burkhardt (3),
Dr. Helga Buchter-Weisbrodt (4), Jana Kuhnert (2), Rita Pilaske (4).

Inhalt

Vorwort

Der Holunder sorgt in der natürlichen Hausapotheke für Gesundheit und Schönheit. Altbewährte und neu entdeckte Heilmittel, Tees, Essenzen, Tinkturen, Salben und Bäder. Sie finden in diesem vorliegenden Buch meine besten Holundergerichte und Köstlichkeiten sowie Tipps zum Sammeln und Ernten.

In einem alten Kräuterbuch von 1577 ist zu lesen: „In teutscher Nation ist freilich der Holunder jedermann bekannt, darum nicht vonnöten vieler Worte, wie wo oder wann derselbige wachse."

Bekannt ist der Holunder – gemeint ist hier der Schwarze Holunder – auch heute noch. Dennoch ist in unserem fortschrittlichen und technisierten Zeitalter, in dem die Verbindung zur Natur vielfach verloren gegangen ist, seine Geschichte oder gar seine ausgezeichnete Heilkraft in der Bevölkerung fast in Vergessenheit geraten. Andererseits sind gerade erst in jüngster Zeit neue medizinische Erkenntnisse über die Wirksamkeit des Holunder bekannt geworden. Anliegen dieses Buches ist es, das, was an Wissenswertem über Holunder bewahrt werden konnte, erneut lebendig werden zu lassen und mit diesem neuen Wissen zu vereinen. Dabei wird deutlich werden, dass es der Holunder verdient hat, zu neuen Ehren zu gelangen. Nicht umsonst hieß es früher, dass ein Holunderbusch die Hausapotheke ersetzen könne. Und auch die erstaunliche Vielfalt der Verwendungsmöglichkeiten in der Küche, die ich Ihnen in diesem Buch nahebringen will, zeigt, wie berechtigt es ist, dieser Pflanze besondere Beachtung zu schenken.

Lassen Sie sich ermutigen, die Schätze der Natur neu für sich zu entdecken und sich ihren Kräften anzuvertrauen. Sammeln Sie auf ihren Spaziergängen Holunderblüten und -beeren. Sie werden sehen – Ihre Mühe wird reichlich belohnt werden!

Rita Pilaske

Die Botanik des Holunders

Der Schwarze Holunder

Der Schwarze Holunder mit dem botanischen Gattungsnamen Sambucus nigra L. gehört zu der großen Familie der Geißblattgewächse, den Caprifoliaceaen. Es gibt 21 verschiedene Holunderarten, wobei der in diesem Buch vorgestellte Schwarze Holunder zu den Wichtigsten gehört.

Er ist in ganz Europa beheimatet und wächst in West- und Mittelasien ebenso wie in Australien und Südamerika. Wir begegnen ihm an Wegesrändern, in lichten Wäldern, an Bachläufen, Feldrainen und auf Wiesen. Auf dem Lande gehört der Holunder nach wie vor in den Bauerngarten, oder er drängt sich in die engen Mauerwinkel der Stallungen, Scheunen oder an die Hauswand.

Selbst bis in die Städte hat der Holunder seinen Weg zu den Menschen gefunden. Auch hier begegnen wir ihm an den unterschiedlichsten Standorten: an Straßenrändern, im Stadtpark, an Teichanlagen und auch sonst überall dort, wo der Mensch ihm Raum gewährt.

Feuchte humusreiche Waldböden und feuchte Wiesen mag er besonders gerne, kalkhaltige Böden oder stauende Nässe meidet er lieber. Doch sehr wählerisch oder gar anspruchsvoll ist der Holunder nicht. Er zwängt sich auch in unwirtlichsten Gegenden zwischen Geröll und durch harten steinigen Boden hindurch und kann sich – dank seines robusten Naturells – auch hier behaupten.

Der Holunder hat es ziemlich eilig, zu einem buschigen, sieben oder acht Meter hohen Halbstrauch oder zu einem kleinen Baum heranzuwachsen.

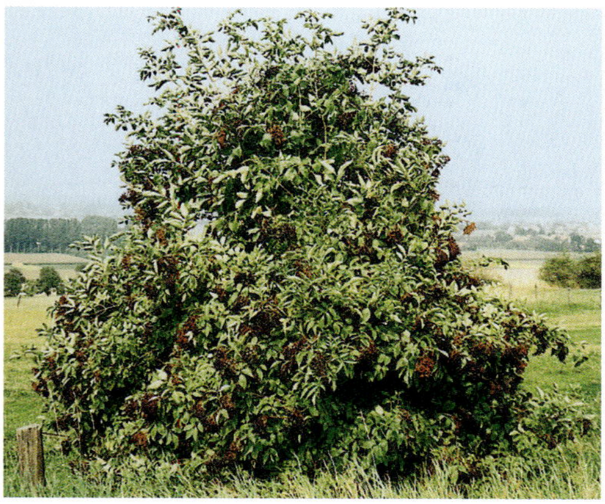

Wenn er nicht gerade in Blüte steht, erkennen wir ihn zunächst an seiner Silhouette. Freistehend neigt er dazu, sich direkt über dem Boden zu verzweigen, wobei er sich in raschem Tempo nach allen Seiten buschig ausbreitet und fast kugelförmig wirkt.

Wenn wir den Holunder genauer aus der Nähe betrachten, sehen wir seine charakteristische graubraune, warzige Stammrinde, die wie die älteren Zweige mit zahlreichen grauen Punkten, den sogenannten Lentizellen, versehen ist. Die Äste und Zweige sind mit einem schwammigen weißlichen Mark gefüllt. Als Kind hat es mir immer Spaß gemacht, diese Zweige auszuhöhlen, um daraus Flöten oder Blasrohre herzustellen.

Die dunkelgrünen Blätter des Holunders setzen sich aus 5-7 gegenständig und unpaarig gefiederten Blättchen zusammen. Einzeln betrachtet sind sie lanzettenförmig, vorne spitz zulaufend, am Rande gezähnt und leicht behaart. Die Blätter des Schwarzen Holunders nehmen im Herbst keine bunte Färbung an; schmucklos fallen sie zu Boden.

Je nach Standort beginnt die Blütezeit des Holunders Ende Mai und dauert bis Anfang Juli. Unzählige gelblichweiße Blütendolden, die wie kleine tellerartige Schirmchen den Baum bedecken, leuchten und duften uns entgegen. In der Fachsprache werden sie als Trugdolden bezeichnet. Jede der Trugdolden hat fünf kleine Hauptäste. Die Blüten sind ebenso fünfzählig, das heißt, sie bestehen aus fünf Kelch-, fünf Kron- und fünf Staubblättern. Die nektarlosen Holunderblüten verströmen einen intensiven süßlichen Geruch, der durch ätherische Öle hervorgerufen wird.

Aus den aromatischen Blüten entwickeln sich zum Herbst hin die vitaminreichen Früchte. Anfangs sind die Holunderbeeren noch grün. Vollreif glänzen die kaum erbsengroßen Beeren schwarzviolett und hängen in dicken Dolden an den Ästen, so dass diese sich schwer zur Erde neigen.

Vielfach ist der Holunder auch unter dem Namen „Flieder“ bekannt, obgleich er keinerlei Gemeinsamkeiten mit dem wohlriechenden Zierflieder aufweist.

Im Volksmund gibt es auch heute noch die verschiedensten Namen für den Holunderstrauch; sie deuten oft schon auf die Beschaffenheit, Verwendung oder Heilwirkung dieser Pflanze hin. So treffen wir in manchen deutschsprachigen Regionen den Holunder auch unter dem Namen *Markbaum* an, ein Hinweis auf das weiche Innenleben der Zweige.

Die Bezeichnung *Keilkebeerenbaum* oder kurz *Kelke* deutet auf seine Verwendung und Wirksamkeit bei Koliken hin.

Der Name *Schwitzbaum* hängt mit der schweißtreibenden Wirkung von Holunder-Teezubereitungen zusammen, die auch heute noch oft bei Erkältungskrankheiten angewandt werden.

Mancherorts nennt man den Holunder auch *Hollerbusch, Schwarzholder, Mausflieder, Elderbaum, Alhorn, Fledder, Hitschel, Zibke, Schibike, Altholder, Eller, Schiebekenestrauch, Marterblume, Quebeke, Zwebetblüten, Zickenblüten* oder auch *Backholderblüten*.

Weitere Mitglieder der Holunderfamilie

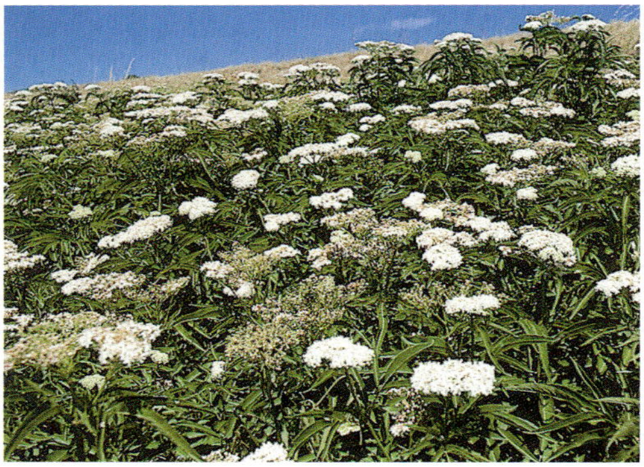

In Waldlichtungen oder an Böschungen finden wir den **Zwergholunder** oder **Attich** (Sambucus ebulus). Mit dem heilkräftigen Schwarzen Holunder hat er allerdings nicht viel gemeinsam, aber auch er gehört der großen Familie der Geißblattgewächse an. Mit seiner minimalen Größe wirkt er wie eine Staude. Blätter, Blütendolden und die Früchte dieser Pflanze verströmen einen unangenehmen Geruch, den sich unsere Vorfahren zur Insektenabwehr zu Nutze machten. So stellte man zur Blütezeit des Attichs in den Zimmern Vasen mit seinen Zweigen auf, die Ungeziefer wie Wanzen und Läuse, aber auch Mäuse vertrieben. Attichblätter dienten auch als Arznei für Pferde.

Vorsicht !

Die Attichbeeren sind ungenießbar und in großen Mengen sogar giftig! Sie können zu Erbrechen und Durchfall führen. Achten Sie beim Pflücken auf die typischen Kennzeichen: Im Gegensatz zum Schwarzen Holunder sind die Samen der schwarzen Attichfrüchte dreieckig. Außerdem sind sie etwas größer und fester als die des Schwarzen Holunders. Die Attichblüten sind gleichfalls cremeweiß, haben jedoch rötliche Staubgefäße.

Sammeln Sie immer nur das, was Sie genau kennen.

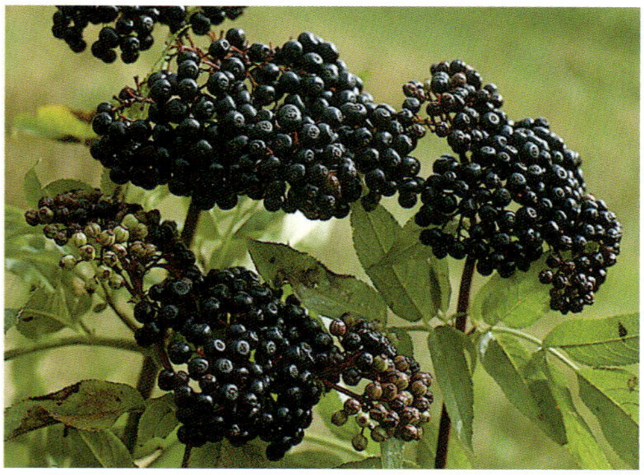

Sobald die Blütendolden trocknen, verliert sich der Geruch weitestgehend und die Blüten nehmen eine schwärzliche Färbung an. In dieser Form bilden sie den Hauptbestandteil zahlreicher Kneipptees. Auch die weißen wassertreibenden und entschlackenden Holunderwurzeln (Radix Ebuli) des Attichs werden heute noch zu Heilzwecken verwendet.

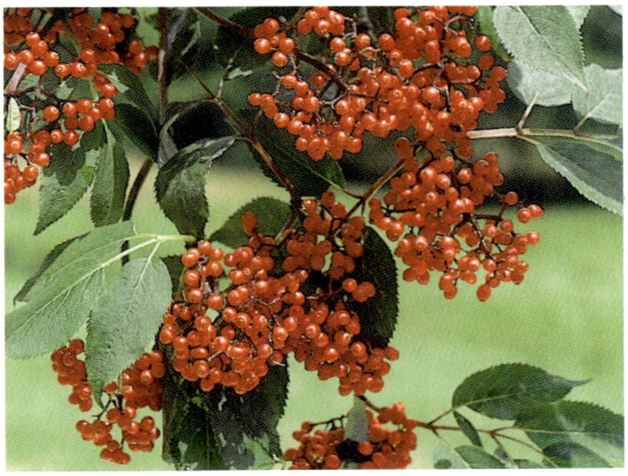

Auch der **Rote Holunder** oder **Traubenholunder** (Sambucus racemosa) gehört zur Holundergattung. Er ist wenig kleiner als der Schwarze Holunder und hat wie er das Aussehen eines kleinen Bäumchens. Im Gegensatz zum Schwarzen Holunder bevorzugt er Standorte fernab menschlicher Besiedlungen.

Die lateinische Bezeichnung racemosa bedeutet soviel wie traubenförmig und bezieht sich auf die Beschaffenheit seiner Fruchtstände. Die Blüten haben das Aussehen eiförmiger oder kolbenartiger Rispen. Sie sind gelblichweiß oder schon etwas mehr grünlichgelb und erblühen bereits im April oder Mai, lange vor dem Schwarzen Holunder und auch vor dem Attich. Die beeindruckend schönen, leuchtend scharlachroten Früchte, die er im Juli trägt, kann man ernten und zu Marmeladen und Gelees verarbeiten. Der etwas herbe, saure Geschmack passt ganz gut zur süßen Birne.

Vorsicht !

Achten Sie, um Verwechslungen zu vermeiden, beim Pflücken auf die beschriebenen typischen Kennzeichen der Pflanze und beachten Sie unbedingt, dass die roten Beeren nur ohne Kerne (brechreizerregend) verzehrt werden dürfen. Deshalb muss man sie immer durch ein Sieb streichen oder passieren.

Aus den Blüten kann man schweiß- und harntreibende Tees bereiten; die Beeren werden auch als Abführmittel verwendet.

Im Volksmund heißt der Rote Holunder auch Wandelbaum oder Schaloster, Korallenholunder, Bergholler oder Hirschholler.

Holunderschwamm nennt sich das ohrmuschelähnliche Pilzgebilde, dass man mit etwas Glück an alten Holunderstämmen finden kann. Die im Volksmund gebrauchte Bezeichnung „Judasohr“ hing mit der Vorstellung zusammen, dass sich Judas an einem Holunderstrauch erhängt hatte.

Der Pilz oder Holunderschwamm, dessen Hauptinhaltsstoffe Fett, Mikosen und Barosin sind, fand früher Verwendung als wirksames Heilmittel bei entzündeten und schmerzenden Augen. Ernten kann man diesen Pilz während der ganzen Vegetationszeit. Gut gereinigt und aufgeweicht wird er zur Behandlung auf die Augenlider gelegt.

Holunder-Züchtungen

Mit einem Holunderstrauch im Garten gönnen Sie sich Gesundheit pur. Und darüber hinaus stehen Ihnen alle gesundheitsfördernden Bestandteile des Holunders kostenlos zur Verfügung. Sie selbst haben Gelegenheit die Blüten zu ernten, um daraus Tee zu bereiten und die Beeren zu pflücken, um sich einen Vorrat an Saft und leckeren Marmeladen anzulegen oder um Freunde einmal mit einem Gläschen Holundersekt zu verwöhnen.

Und wann immer Sie Bedarf an seiner Heilkraft haben, können Sie von der natürlichen Holunderapotheke profitieren.

Wer daran denkt, einen Holunderbusch in seinem Garten anzupflanzen, weiß im allgemeinen genau, welchen Zweck er damit verfolgt, und steht nur noch vor der Wahl zwischen kultivierten Zuchtformen oder den Wildwuchsarten des Holunders.

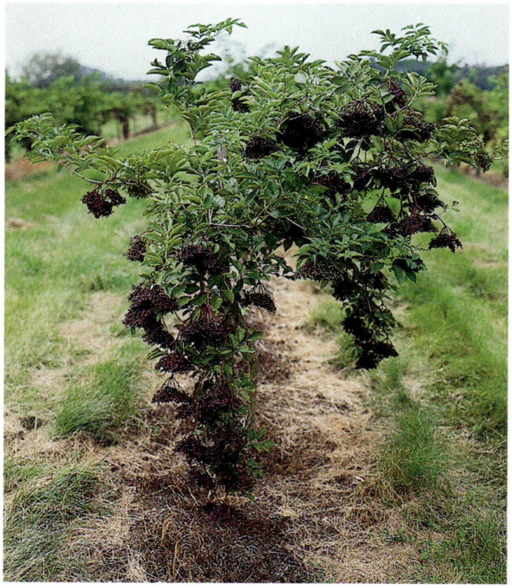

Zuchtformen werden nach bestimmten Kriterien herangezogen, wobei auf Krankheits- oder Ungezieferresistenz geachtet wird. Die Blütezeit und demzufolge die Fruchtreife liegen vor dem des wilden Holunders.

Für welchen Holunder Sie sich auch entscheiden, Sie tun sich und auch der Natur damit Gutes. Zahlreiche Insekten, viele Vögel und Kleintiere finden Schutz, Nahrung oder Quartier im Holunderbusch.

Die steigende Nachfrage der Industrie nach Holunderblüten und –beeren, die für die Farbstoffherstellung, für Lebens- oder Heilmittel oder zur Herstellung von Kosmetika verwendet werden, hat dazu geführt, dass Holunderkulturen erheblich ausgedehnt werden. In Rumänien, Tschechien, Dänemark, Österreich und der Schweiz wurden große Holunderkulturen angelegt, die den wachsenden Bedarf decken sollen. In Österreich stellt der Holunder bei ca. 700 Hektar Anbaufläche die drittgrößte Obstart dar. In Deutschland finden wir Holunderanbaugebiete beispielsweise in Hamburg, Erfurt, Nürnberg oder im Raum Kassel.

Im folgenden seien einige der Holunderzüchtungen und ihre besonderen Eigenschaften genannt:

Donau

Donau ist eine österreichische Züchtung aus dem Jahr 1965. Sie zeichnet sich durch große sattgrüne Blätter, sehr markreiche Zweige und besonders große Blütendolden aus. Diese Züchtung erbringt große Ernteerträge.

Sambu

Diese Zuchtform des Holunders ist seit 1977 bekannt und wird besonders für ihren hervorragend schmeckenden Saft gerühmt.

Haschberg

Eine der erfolgreichsten Züchtungen aus Österreich ist die Sorte „Haschberg"; sie stammt ebenfalls aus dem Jahr 1965. Diese Sorte eignet sich gut für den kleineren Garten, da sie nur etwa 2 Meter groß wird. Trotzdem bringt dieser Holunderbaum reichliche Ernte, und zwar zum einen deshalb, weil er erst im Juni blüht und Spätfröste kaum noch Schaden anrichten können und zum anderen, weil seine Blüten relativ unempfindlich gegen Regen sind. Hinzu kommt, dass die Sorte Haschberg nicht sehr anfällig gegen Krankheiten ist.

Riese von Voßloch

Schon der Name deutet auf die besondere Größe der Beeren hin, die dieser Baum hervorbringt. Einzelne Beerendolden können gut 200 g auf die Waage bringen. Wer gerne Holundersaft und Marmeladen herstellt und also einen größeren Bedarf hat, wird von dieser Sorte sicher nicht enttäuscht. Züchter versprechen die doppelte Erntemenge gegenüber den Erträgen, die im allgemeinen vom wild wachsenden Schwarzen Holunder erwartet werden können.

Anbau und Pflege im Garten

Holunder pflanzen

Wie bei jedem Obstgehölz oder Zierstrauch ist auch beim Holunderbaum der Herbst oder das Frühjahr die beste Pflanzzeit. Wie in der freien Natur ist der wildwüchsige Holunder auch im Garten sehr anspruchslos und genügsam. Wer sich für Holunder aus Wildwuchs entscheidet, kann sicher auch junge Pflänzchen finden, die sich irgendwo von selbst auf dem Grundstück angesiedelt haben und diese vorsichtig ausgraben und umsetzen.

Holunderkulturen erhalten Sie in den Baumschulen zumeist als zweijährige Holunderbäumchen, die aus Stecklingen gezogen wurden. Wenn Sie diese Jungbäumchen im Herbst einpflanzen, so müssen Sie sie in ihrem ersten Winter vor Frost und starken Winden und im Frühjahr vor zuviel Sonne und Trockenheit schützen.

Da die kleinen Wurzeln noch nicht genügend Halt geben können, wird ein Holzpflock direkt mit in das Pflanzloch gesetzt und der kleine Baum daran festgebunden. Rings um den Holunderstamm sollte eine Mulchdecke die Wurzeln schützen und durch großzügige Kompostgaben sollte er alle Nährstoffe erhalten, die er zum Wachstum braucht. Was sicher unsere Ahnen schon in Staunen versetzt und zu manchen Spekulationen angeregt hat, ist die Wuchsfreudigkeit des Holunders. Es kann damit gerechnet werden, dass der Holunder in jedem Jahr Zweige von zweieinhalb Metern Länge austreibt. Im Kleingarten ist daher immer wieder ein drastischer Rückschnitt notwendig, der von vornherein bedacht und eingeplant werden muss.

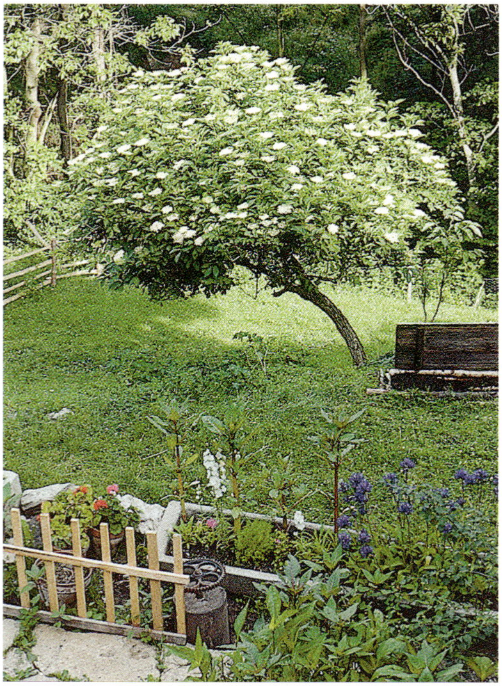

Wer Spaß daran hat, kann Holunder auch aus Samen heranziehen. Dazu brauchen Sie nur die in den Beeren enthaltenen Samen in die Erde zu stecken, eine Aufgabe, die sonst die Käfer oder Vögel übernehmen. Für den Hobbygarten macht das aber kaum einen Sinn.

Schädlinge

Auch wenn der Holunder nicht gerade gut duftet, so machen doch Schädlinge nicht Halt vor ihm. Von Natur aus kann er sich ihrer selbst erwehren, aber wie alle anderen Pflanzen wird auch der Holunder bei uns durch die zunehmende Luft- und Umweltverschmutzung geschwächt, so dass er es immer schwerer hat, sich gegen seine natürlichen Feinde zur Wehr zu setzen. Wühlmäuse, Viren und Läuse können dem Holunder auch schon einmal übel zusetzen. Holunderblattläuse (Aphis sambuci) mögen sich am liebsten an den jungen zarten Holundertrieben niederlassen. Falls noch nicht der ganze Baum befallen ist, schneidet man die betroffenen Triebe heraus und vermeidet so die Anwendung von „schweren Geschützen". Sollte jedoch der ganze Baum verlaust sein, können Sie sich in einer Gärtnerei Algenkalk besorgen und die Läuse damit bekämpfen, indem Sie die Pflanze mit einer verdünnten Mischung besprühen oder eine Schlämmmasse herstellen und die Stämme damit bestreichen. Auch selbsthergestellte Holunderjauche, wie sie im folgenden beschrieben wird, ist wirksam. Geben Sie davon auch etwas an Ihre Rosen und versuchen Sie auf diese Weise, der Läuse und des Mehltaus Herr zu werden.

Holunderblätterjauche

Um diese Jauche herzustellen, setzen sie Holunderblätter in einem großen, mit einem Deckel oder Fließ abgedeckten Bottich mit ausreichend Wasser an und lassen Sie sie gut zwei Wochen stehen.

Zwischendurch rühren Sie das Ganze immer wieder durch, um Fäulnis zu vermeiden. Zum Gebrauch filtern Sie die Jauche, verdünnen im Verhältnis 1:20 bis 1:50 und sprühen den Baum damit ein.

Früher wurde auch geraten, diese Jauche in Wühlmausgänge zu gießen oder Holunderblätter hineinzustopfen.

Sammel- und Erntetipps

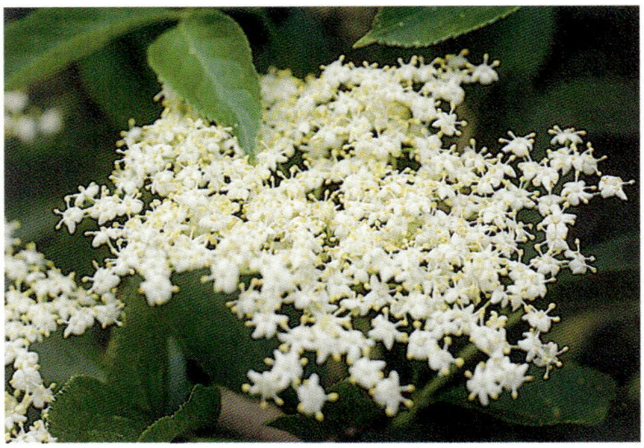

Holunderblüten sammeln wir von Mai bis Juli; je nach Standort kann die Blütezeit variieren. Nach altem Volksglauben sind die am 24. Juni, dem Johannistag, gepflückten Blüten von besonderer Heilkraft. Wir pflücken die großen Blütendolden samt Stiel und immer an trockenen Tagen. Wenn sie nicht frisch verwendet werden sollen, werden sie zu Hause kopfüber zum Trocknen aufgehängt.

Laut Arzneimittel-Qualitätsanforderungen dürfen Holunderblüten nach der Trocknung nur maximal 15 % braune Blüten enthalten und auch nur 10 % Blütenstandsachsen. Nach dem Trocknen rebeln wir die Blüten von den Stielen ab und lassen sie nochmals nachtrocknen. Danach werden sie in luftdichte Gläser oder Dosen verpackt. Sie halten sich auf diese Weise bis zur nächsten Holunderblütenernte.

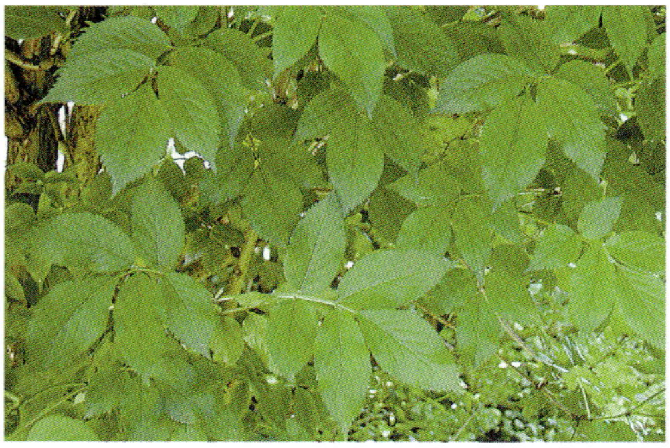

Holunderblätter sammeln wir vor der Blütezeit, dann haben sie die meiste Kraft. Sie können wie bei den Blüten vorgehen, indem sie die Blätter in Büscheln aufhängen. Erst wenn sie restlos trocken sind und beim Anfassen rascheln, dürfen sie in Dosen verpackt werden. Auch die Blätter können bis zur nächsten Sammelsaison verwendet werden.

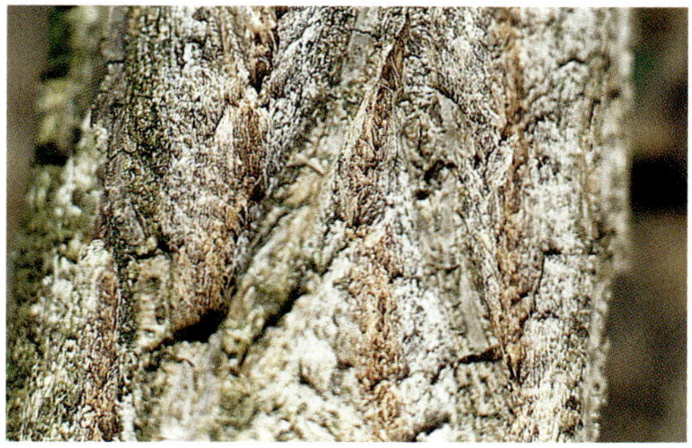

Holunderrinde kann sowohl im Frühjahr als auch im Herbst entnommen und getrocknet werden. Es handelt sich dabei um die grüne Innenrinde der Zweige, die unter dem grauen Korkmantel liegt.

Holunderwurzel entnehmen wir im Herbst oder im Frühjahr. Sie wird unter Wasser abgebürstet und gereinigt, dann zerkleinert und getrocknet. Besser ist es jedoch, Sie besorgen sich diese Pflanzenteile in der Apotheke, da der Baum beim Entnehmen von Wurzelstücken leicht verletzt oder geschädigt werden kann.

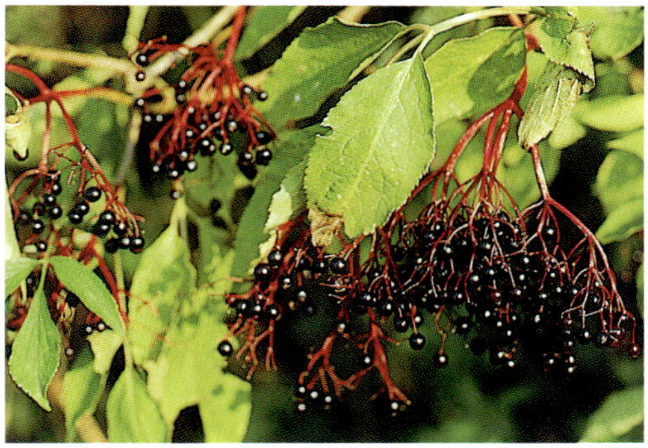

Holunderbeeren pflücken wir etwa von September bis Oktober. Achten Sie darauf, dass nicht zu viele grüne unreife Beeren dazwischen sind, sie enthalten den Wirkstoff Sambunigrin, der zu Darmverstimmungen und Übelkeit führen kann.

Die Beeren können auch gut getrocknet werden. Hängen Sie die Fruchtdolden einfach in einem dunklen, luftigen und kühlen Raum über eine Leine. Falls Sie keinen solchen Raum haben, können Sie die Beeren bei 45° im Backofen trocknen; lassen Sie dabei die Backofentür leicht geöffnet.

Wenn man Holunderbeeren mit späten Apfelsorten oder Birnen mischen möchte, kann man sie bis dahin ganz gut roh einfrieren. Oder Sie verarbeiten die Beeren ganz frisch nach den hier im Buch vorgestellten Rezepten.

Hinweis

Unreife Früchte enthalten etwa 0,1 % Sambunigrin. Dabei handelt es sich um ein Blausäure-Glykosid, das als geringfügig giftig eingestuft wird. Durch den Prozess des Kochens wird dieser Wirkstoff jedoch abgebaut.

Geschichte, Mythos und Magie

Zur Geschichte des Holunders als Heilmittel

Bereits in prähistorischer Zeit haben die Holunderbeeren dem Menschen und später auch dem Vieh als wertvolle Nahrung gedient. Mit Funden aus der Steinzeit, die bei den Pfahlbauten am Bodensee und in Steinzeitniederlassungen in der Schweiz entdeckt wurden, kann dies eindeutig belegt werden. Auch in den Bronzezeitsiedlungen Oberitaliens fanden Forscher bei ihren Ausgrabungen Holundersamen und auch Holunderzweige.

Was nun die Anwendung des Holunders in der Volksmedizin angeht, so können wir zwar nicht so weit zurückblicken; gewiss ist aber, dass namhafte Heiler und Ärzte der Antike und des Mittelalters die heilende Wirkung des Holunders in ihren Schriften erwähnten. An dieser Stelle wollen wir der Holundermedizin ein Stückchen in ihrem Werdegang folgen.

Schon Hippokrates, der große Ahnherr der Medizin, der im 5. Jahrhundert vor Christus wirkte, machte auf die außerordentlichen Qualitäten des Holunders als Heilmittel aufmerksam. Er empfahl Holunder als Abführmittel, zur vermehrten Harnausscheidung oder als Frauenheilmittel gegen Unterleibsschmerzen.

Der Feldherr, Staatsmann und Historiker Gajus Plinius Secundus (23-79 n. Chr.) war zugleich Autor zahlreicher naturwissenschaftlicher Bücher über die äußere Gestalt und die Heilwirkung der Pflanzen. In einem seiner umfangreichen Werke beschrieb er auch die Verwendung von Holunder als Heilmittel. Dioskurides (1. Jh. n. Chr.), griechischer Arzt und Verfasser einer Arzneimittellehre, befasste sich mit der heilenden Wirkung des Holunders; er empfahl beispielsweise in Wein gekochte Holunderwurzel gegen Wassersucht.

Auch Thomas von Aquin (13. Jh.) würdigte den Holunder als bedeutende Heilpflanze. Besonders interessant ist seine Theorie über den Gebrauch der Holunderrinde. Danach hatte Holunderrinde, die von oben nach unten abgeschabt wurde, abführende Wirkung, und Rinde, die von unten nach oben geschält wurde, löste Brechreiz aus.

Hildegard von Bingen (1098-1179) bezeichnete den Holunder aufgrund seiner vielfältigen Verwendungsmöglichkeiten als „die Apotheke" des armen Mannes. Nach ihrer Meinung eignete er sich insbesondere für Schwitzbäder oder zur Behandlung von Gichtleiden; auch das Holundergesichtswasser wurde von ihr als Mittel gegen unreine Haut empfohlen.

Auch die berühmten Ärzte und Naturforscher Paracelsus (1493-1541) und Leonhart Fuchs (1501-1566) waren von der besonderen Heilwirkung des Holunders überzeugt.

In den folgenden Jahrhunderten, in denen die Pflanzenheilkunde mehr und mehr in den Hintergrund trat, wurde auch dem Holunder als Heilmittel kaum noch Beachtung geschenkt.

Neue Würdigung erfuhr die Heilkräutermedizin und damit auch der Holunder durch den bekannten „Wasserdoktor" Pfarrer Kneipp (1821- 1897). Auch der Schweizer „Kräuterpfarrer" Johann Künzle (1857-1945), der der Naturheilkunde insgesamt zu neuer Bedeutung verhalf, hielt den Holunder für „eine herrliche Gottesgabe", die von größter Heil- und Nährkraft sei. Er war davon überzeugt, dass der Holundertrunk von unschätzbarem Wert für wassersüchtige und korpulente Menschen sei.

Wenn wir heute auf ein umfangreiches Wissen über den Holunder und seine Heilkraft zurückgreifen können, so verdanken wir dies all den Ärzten, Naturforschern und Heilern, die über die Jahrhunderte hinweg Erfahrungen und Erkenntnisse der Pflanzenheilkunde zusammengetragen und weiterentwickelt haben.

Mythos und Magie des Holunders

Von je her ist der Holunder für den Menschen von besonderer Bedeutung gewesen. So gehörte er nach altgermanischem Brauch zu den heiligen Bäumen, denen man mit Verehrung und Achtung begegnete. Er war der Baum der Göttin Holle oder Holda, die uns heute noch als Märchengestalt „Frau Holle" vertraut ist. In der mythischen Vorstellungswelt unserer Vorfahren verkörperte sie Fruchtbarkeit und neues Leben und war zugleich eng mit dem Totenreich verbunden. Wie die Göttin Holle selbst, vereinte auch ihr Baum in sich zugleich Licht und Dunkel, Gut und Böse, Leben und Tod. Seine duftigen weißen Blütendolden standen für die Leichtigkeit des Lebens, den Neubeginn, und die schweren dunklen Fruchtstände, die sich zur Erde neigen, für die Reife und das Vergängliche. Gerade auf die Verbindung mit dem Tod weisen viele alte Gepflogenheiten und Riten hin, in denen der Holunder eine Rolle spielt.

So war es beispielsweise im norddeutschen Raum üblich, dass der Schreiner bei der Herstellung des Sarges mit einer Holunderlatte Maß nahm. Und der Kutscher, der den Leichnam mit seinem Pferdegespann zum Friedhof fuhr, griff an diesem Tag nicht zur Peitsche, sondern zur Holundergerte. In manchen Regionen pflanzte man einen Holunderstrauch auf die Gräber oder fertigte aus Holunderzweigen ein Kreuz an, das man mit in den Sarg legte. Aus Tirol ist der Brauch bekannt, in die Erde des frischen Grabes einen Holunderzweig zu stecken. Trieb der Zweig aus, galt dies als Zeichen, dass der Verstorbene selig geworden war.

Auch in einigen Volksbräuchen, die bis heute an kirchlichen Festtagen gepflegt werden, begegnen wir dem Holunder wieder.

Am Palmsonntag, das ist der Sonntag vor Ostern, an dem des Einzuges Jesu in Jerusalem gedacht wird, werden zur Prozession sogenannte „Palmen" getragen. Diese Palmen bestehen aus langen Holzstäben, die mit immergrünen Zweigen und ausgeblasenen Eiern verziert werden. Hier kommt auch der Holunder zu Ehren. Seine markreichen, in kleine Stückchen geschnittenen Zweige lassen sich leicht durchstechen, weshalb sie sich gut zum Auffädeln auf eine Girlande oder zur Anfertigung kleiner Kreuze eignen.

An Mariä Himmelfahrt ist es in manchen Gegenden seit Jahrhunderten üblich, Kräutergebinde, sogenannte „Weihebüschel" anzufertigen und sie, nachdem sie in der Kirche gesegnet worden sind, in- und außerhalb des Hauses zum Schutz vor Blitzschlag und Krankheiten aufzuhängen. Zu den dabei verwendeten Pflanzen gehört auch der Holunder.

Auch magische Vorstellungen rankten sich in früherer Zeit um den Holunder, so beispielsweise die von den Hollinnen, den Pflanzengeistern des Holunders, die die Aufgabe hatten, ihn zu beschützen und die man um Erlaubnis bitten musste, wenn man vom Holunderbusch Zweige brechen oder seine Beeren pflücken wollte.

Aus Schlesien stammt der Spruch, der im Hinknien vor dem Holunder gesprochen werden musste, wenn man sein Holz benötigte: „Ihr Hollinnen, gebt mir was von eurem Holz, dann will ich euch was von meinem geben, wenn es im Walde wächst“. Hatte man sich den Zorn der Hollinnen zugezogen, brachte man ihnen Brot und Wolle zur Versöhnung und rief ihnen zu: „Ihr Hollinnen, hier bring ich euch was zu spinnen und zu essen. Ihr sollt spinnen und essen und meine Rache vergessen.“

In anderen alten Bräuchen verband sich Aberglaube mit der Vorstellung von der Heilkraft des Holunders. So sollten Zahnschmerzen vergehen, wenn man am Karfreitag einen Holunderstrauch aufsuchte und in einen seiner Zweige biss.

Und bei Fieber sollte es hilfreich sein, bei abnehmendem Mond zu einem Holunderstrauch zu gehen, der genau auf einer Grenze stehen musste. Hatte man einen solchen Strauch gefunden, so nahm der Kranke einen Faden und wickelte diesen mit den Worten um seinen Stamm: „Herr Flieder, ich bring dir mein Fieber, ich bind dich an. Nun geh ich in Gottes Namen fort.“ Und litt man an „kaltem Fieber“, so beschwor man den Holunder mit folgendem Spruch: „Oh Fliederbaum, du lieber, mich quält das kalte Fieber. Weil Judas sich an dir erhängt, sei das Fieber dir geschenkt“.

Eine weitere Möglichkeit, sein Fieber loszuwerden, bestand darin, am Johannistag Brot und Salz unter einem Holunderstrauch zu vergraben.

Magische Vorstellungen und Aberglauben, wie sie in diesen Beispielen sichtbar werden, sollten uns aber nicht vergessen lassen, dass die Heilkraft des Holunders tatsächlich seit vielen Jahrhunderten in der Volksmedizin bekannt war und auf vielfältige Weise sinnvoll genutzt wurde.

Dass unsere Vorfahren die besonderen Kräfte des Holunders auch ohne wissenschaftliche Analyse ihrer Bestandteile kannten, lässt sich darauf zurückführen, dass sie viel unmittelbarer in und mit der Natur lebten und sich ihr auf andere Weise näherten als wir dies heute tun. Sie waren sicherlich viel eher als wir in der Lage, eine Pflanze in ihrer Gesamtheit zu begreifen und aus ihrem Erscheinungsbild intuitiv ihr Wesen und ihre Heilwirkung auf den Menschen zu erkennen.

Versuchen wir einmal, den Holunder auf diese Weise zu betrachten: Zunächst fällt die üppige Wuchsfreudigkeit des Holunders auf, die auf seine Lebenskraft und seine enorme Ausdauer hindeutet; sein rascher Wiederaustrieb ist ein Zeichen seiner hohen Regenerationsfähigkeit. Sobald der Holunder – in welcher Form auch immer – in den menschlichen Stoffwechsel gelangt, überträgt er diese Eigenschaften auf den Menschen, indem er mit seiner starken Lebenskraft auch das menschliche Immunsystem stärkt und zur Regeneration des Organismus beiträgt.

Die duftigen weißen Holunderblüten erinnern in ihrer Leichtigkeit an Licht und Sonne. Sie sind in der Lage, den Menschen zu wärmen, seinen Stoffwechsel anzuregen und ihn von schädlichen Krankheitskeimen zu befreien. So fördern sie den körperlich-geistigen Reinigungsprozess und helfen, unnötigen Ballast loszuwerden.

Auffällig bei den Holunderbeeren ist vor allem ihre Farbe, die den Vergleich mit unserem Blut nahe legt. Und in den Beeren ist ja tatsächlich alles enthalten, was unser Blut regeneriert oder was wir zur Blutreinigungskur und zur Stärkung unserer Abwehrkräfte brauchen.

Die violette Farbe der Holunderbeeren ist auch unter einem anderen Gesichtspunkt bemerkenswert: Es ist eine Farbe, die uns für spirituelle Erkenntnisse öffnet, tiefe innere Blockaden überwinden lässt und die unsere Kreativität fördert. Sie steht symbolisch für Leben, Feuer und Kraft. Weisheit, Leidenschaft, Göttliches und Menschliches ist in ihr verborgen. In der Farbenlehre ist Violett die höchste Lichtschwingung und entspricht dem spirituellen Strahl, ohne dessen Einfluss die menschliche Seele verkümmern würde.

Mehr materiell gesehen weist die Farbe Purpur stark reinigende Kraft auf; sie hat eine intensive Heilwirkung und beeinflusst damit direkt unser Gehirn und die Nerven.

Wirkstoffe des Holunders

Die Wirkstoffe im Überblick

1. In den Blüten (Sambuci Flos)

Wirkstoffe	***Anwendung bei***	***Eigenschaften***
ätherische Öle	Angina	abwehrstärkend
Eisen	Erkältung	auswurffördernd
Flavonoide	Grippe	beruhigend
Glykoside	Husten	blutreinigend
Hyperosid	Infektionskrankheiten	entkrampfend
Isoquercitrin	Krebstherapie	harntreibend
Kupfer	Luftröhrenkatarrh	hustenstillend
organische Säuren	Lungenentzündungen	schleimlösend
Pflanzenschleim	Ohrenschmerzen	schweißtreibend
Rutin	Verbrennungen	stoffwechselanregend
Sambunigrin	Zahn- und Halsschmerzen	vorbeugend
Saponine		Wärme
Selen		

2. In den Beeren (Sambuci Fructus)

Wirkstoffe	***Anwendung bei***	***Eigenschaften***
Amygdalin	Abwehrschwäche	abführend
Anthocyanfarbstoff	Blasenleiden	abwehrstärkend
Bitterstoffe	Blutreinigung	blutbildend
Cholin	Bronchitis	blutreinigend
Mineralstoffe	Diabetes	harntreibend
org. Säuren	Gürtelrose	stopfend
Pentosan	Infektionskrankheiten	vorbeugend
Tyrosin	Krampfadern	
Vitamin A, B, C, J	Nervenschmerzen	
	Verdauungsstörungen	
	getrockneten Beeren	
	Gicht	
	Infektionskrankheiten	
	Rheuma	
	Stuhlverstopfung	
	Verdauungsstörungen	

3. In den Blättern (Sambuci Folium)

Wirkstoffe	***Anwendung bei***	***Eigenschaften***
Glykosid Sambunigrin-Amgdalin, Emulsin, welches in Bittermandelöl, Blausäure und Glykose gespalten wird	Blutreinigung	abführend
	Geschwüre	harntreibend
	Gicht	hautreinigend
	Hautunreinheiten	schmerzlindernd
	Magen-Darmstörungen	wassertreibend
	Nierenerkrankung	
	Rheuma	
	Wassersucht	

4. Rinde (Sambuci Cortex) und Wurzeln

Wirkstoffe	***Anwendung bei***	***Eigenschaften***
Rinde	Gicht	adstringierend
Alkaoide	Harnbeschwerden	entgiftend
Gerbstoffe	Magen-Darmstörungen	entschlackend
Harz	Rheuma	entzündungshemmend
	Verbrennungen (äußerlich)	harntreibend
Wurzel	Wassersucht	
ätherische Öle	Wundbehandlung (äuerßlich)	
Bitterstoffe		
Gerbstoffe		

Wie eine kleine perfekte chemische Fabrik stellt die Pflanze die in ihr enthaltenen heilkräftigen Wirkstoffe selbst aus all ihren aufgenommenen lebensnotwendigen Substanzen her. Sie benötigt diese umgewandelten Stoffe hauptsächlich für den Aufbau ihrer eigenen Zellen, die zur Grundlage ihrer Entwicklung, ihres Wachstums notwendig sind. Dazu gehören Hormone, Vitamine und Enzyme ebenso wie Eiweißstoffe, Peptine, Schleim- und Zellstoffe, Zucker und Kieselsäure. Viele dieser Stoffe dienen der Pflanze auch dazu, sich selbst vor zehrenden Krankheiten wie Pilzbefall, Viren und Bakterien zu schützen oder auch, um sich gegenüber Tierfraß, Fäulnis und Umweltgiften zu behaupten.

Mit all diesen einzelnen Stoffen, die eine Pflanze aufnimmt oder hervorbringt, kann sie auch den menschlichen Organismus beeinflussen. Doch nicht nur die einzelnen Wirkstoffe, die wir mit Hilfe moderner Analysemethoden in den Pflanzen entdecken können, sind für unsere Gesundheit von Bedeutung. Es ist vielmehr zugleich die Summe aller Eigenschaften, das ganze, rational nicht bis ins letzte zu erfassende Gefüge einer Pflanze, das ihre Heilkraft und Wirksamkeit ausmacht.

Neben dem Hauptwirkstoff einer Pflanze, den man auch als Träger der Heilstoffe bezeichnen könnte, enthält sie noch zahlreiche weitere Begleitinhaltsstoffe. Jeder Inhaltsstoff ist in der jeweiligen Pflanze in völlig unterschiedlicher Art und

Konzentration vorhanden und zumeist nur in bestimmten Pflanzenteilen nachweisbar. Deshalb finden auch Rinde, Blüten oder Früchte unterschiedliche Verwendung. Holunderblüten mit den ätherischen Ölen als Hauptwirkstoff nehmen wir beispielsweise gerne als schweißtreibendes Mittel; Holunderbeeren in ihrer Wirkstoffvielfalt dienen eher der Immunstärkung.

Wenn wir die energetisch-dynamischen Pflanzenkräfte in uns aufnehmen, reorganisieren und mobilisieren sie unsere Lebenskräfte. Sie sind es letztlich, die uns mit ihrer belebenden, ordnenden und heilenden Wirkung wieder zur Harmonie mit uns selbst bringen können.

Im Folgenden wollen wir nun die Wirkstoffe und Wirkstoffkombinationen des Holunders näher betrachten.

Pflanzenfarbstoffe

- Anthocyane

Pflanzenfarbstoffe, wie beispielsweise die sogenannten Anthocyane, sind die im Zellsaft vorhandenen wasserlöslichen gelblichen, blauen, violetten oder roten Stoffe. Sie tragen als hochwertige Farb- und Energieträger wesentlich dazu bei, dass hochkomplizierte Lebensvorgänge im Organismus reibungslos ablaufen. Sie besitzen sehr präzisen Zugang zu lebenswichtigen physiologischen Regelmechanismen. So haben die Pflanzenfarbstoffe gesundheitsfördernde Wirkung auf die Funktions-, Steuer- und Koordinationsprozesse im Gehirn. Insgesamt tragen sie zur allgemeinen Vitalisierung oder Regeneration des Drüsensystems wie auch zur verbesserten Zellatmung und Blutreinigung bei. Die Anthocyane beugen Bluthochdruck vor und beschleunigen den Wiederaufbau des Sehpurpurs, der besonders für die Sehfähigkeit in der Nacht wichtig ist. Der violette Pflanzenfarbstoff wirkt positiv auf Bauchspeicheldrüse und Leber und unterstützt den gesamten Stoffwechsel.
Was soll man dazu noch sagen, außer: Trinken Sie Holundersaft!

- Flavonoide

In den Holunderbeeren wirken die violett- schwarzen Pflanzenfarben zusammen mit den Flavonoiden und schützen die Zellmembranen vor Veränderungen durch die sogenannten Freien Radikalen. Ihre medizinische Bedeutung besteht darin, dass sie gefäßabdichtend, harntreibend und krampflösend wirken und zur Stabilisierung von Herz und Kreislauf beitragen können. Wie in Birkenblättern oder im Weißdorn ist dieser Stoff auch in den Holunderblüten enthalten und trägt den speziellen Namen Sambucyanin. Früher wurde dieser Holunderfarbstoff auch als Vitamin P bezeichnet.

Ätherische Öle

Bei den ätherischen Ölen handelt es sich um flüchtige Stoffe, die von der Pflanze in bestimmten Organen wie Öldrüsen, Ölgängen oder Ölzellen gelagert werden und beispielsweise durch Wasserdampfdestillation oder durch Extraktion mit Hilfe von Lösungsmitteln gewonnen werden. Sie lösen sich in Alkohol, Öl oder Fett, nicht aber in Wasser.

Die Duft- oder Aromaöle, wie sie auch genannt werden, kann man als die Seele der Pflanzen bezeichnen. Ihr Wirkungsbereich ist äußert komplex und je nach Pflanzenart von sehr unterschiedlicher Natur. Verschiedene ätherische Öle erweisen sich als wirksam gegen Viren, als bakterizid, entzündungshemmend, schleimlösend, beruhigend oder aktivierend. Obwohl die Haut im allgemeinen eine fast unüberwindbare Barriere für viele Stoffe darstellt, sind ätherische Öle sehr gut über die Haut resorbierbar. Auch durch die Schleimhäute des Mundes oder der Nase gelangen sie ohne Schwierigkeiten in den Körper, um dort ihre Wirkung zu entfalten. Mit Hilfe einer Duftlampe oder durch Inhalationen können sie eingeatmet und damit durch die Membrane der in der Lunge befindlichen Bläschen aufgenommen werden. Auf diese Weise gelangen sie rasch in den Blutkreislauf, um von dort aus ihre lindernde und heilende Wirkung zu entfalten.

Holunder enthält in seinen Blüten etwa 0,2 % ätherisches Öl mit hauptsächlich schweißtreibender, schleimlösender und entzündungshemmender Wirkung.

Es setzt sich aus 34 verschiedenen chemischen Verbindungen zusammen. Hauptbestandteil ist, wie in den meisten ätherischen Ölen, Phenylacetaldehyd.

Das ätherische Holunderöl wird durch Wasserdampfdestillation gewonnen und weist einen intensiven honigartigen, aber leider nicht unbedingt angenehmen Geruch auf. Das mag der Grund sein, weshalb Holunderöl nicht in größeren Mengen hergestellt wird und daher nur schwer zu bekommen ist.

Das Öl enthält Terpene und Tricosan, wobei der Hauptanteil des Öls, fast zu 66 %, aus Palmitinsäure besteht. Daran liegt es auch, dass dieses Öl eine festere Konsistenz als andere Öle aufweist und bei kühler Lagerung fast wachsartig wird. Die Farbe des ätherischen Öls kann leicht variieren und hellgelb oder gelblichgrün sein.

Hinweis

Ätherische Öle sind sehr lichtempfindlich und die Düfte verflüchtigen sich schnell. Deshalb bewahrt man sie in dunklen Fläschchen auf und lässt sie nie offen stehen.

Glykoside

Unter Glykosiden versteht man Stoffe, die chemisch an einen zuckerhaltigen und an einen nicht-zuckerhaltigen Baustein, das sogenannte Aglykon, gebunden sind. Unter Einwirkung von Wasser, Laugen, Säuren oder Enzymen können die Glykoside in ihre Einzelkomponenten gespalten werden und verändern oder verlieren dadurch ihre Wirksamkeit. Glykosiddrogen sollten von daher schonend behandelt und nicht unnötig gequetscht oder zerschnitten werden, bevor sie getrocknet sind.

Es gibt harmlose und äußerst giftige Glykoside. Der zu den giftigen Pflanzen zählende Fingerhut und das daraus gewonnene herzstärkende Digitalisglykosid ist sicher am bekanntesten. Zum Vergleich wäre Vanillin als harmloses Glykosid zu nennen.

Zu den Bestandteilen des Holunders gehören Glykoside, die u.a. schmerzstillend, schleimlösend, schweißtreibend und entzündungshemmend wirken.

Wassertreibende Eigenschaften haben die in den Holunderblüten nachweisbaren, ebenfalls zu den Glykosiden gehörenden Saponine. Aus diesem Grunde finden sie in Blutreinigungstees Verwendung.

Hinweis

In den Holunderblättern sowie in rohen und unreifen Holunderbeeren ist das Glykosid Sambunigrin-Amygdalin enthalten. Es hat die Eigenschaft, unter bestimmten Voraussetzungen Blausäure zu entwickeln, ein Zellgift, das Übelkeit und Erbrechen hervorruft. Deshalb sollten Holunderzubereitungen immer abgekocht sein.

In gekauftem Holundersaft befinden sich nur geringe, unbedenkliche Mengen von ca. 0,0001 % Blausäure auf einen Liter.

Pflanzensäuren

Die vorherrschenden Säuren in der Pflanzenwelt sind die Oxal-, Apfel- und Zitronensäuren, seltener auch Bernstein- und Fumarsäuren. Die Zitronensäure tritt am häufigsten in den Früchten und Samen auf, während die Apfelsäure in den vegetativen Pflanzenteilen dominiert. Die Pflanze bildet Säuren, um die aus dem Erdreich aufgenommenen basenbildenden Mineralstoffe zu kompensieren. Wie auch im menschlichen Organismus laufen fast alle biologischen Stoffwechselprozesse nur dann korrekt ab, wenn ein bestimmter pH-Wert gewährleistet ist. Es gibt eine pH-Wert-Skala, auf welcher abzulesen ist, wie sauer oder basisch das Blut und der Urin sind. Die Skala reicht von 1–14. Bei 7 ist der Punkt der Neutralität. Unser Blut hat beispielsweise einen pH-Wert von 7,35–7,45 und ist damit leicht basisch, der Urin-pH-Wert kann zwischen 4 (bei kranken Menschen) und 8 (bei Babys) liegen.

Die in den Holunderbeeren enthaltenen Zitronen-, Apfel- und Weinsäuren wirken antibakteriell und haben zudem die Eigenschaft, Wasser im Darm zurückzuhalten, worauf der leicht abführende Effekt beruht.

Gerbstoffe

Bei den Gerbstoffen handelt es sich um stickstofffreie Phenolverbindungen. Diese sind in der Lage, Eiweißstoffe der Haut oder der Schleimhäute zu binden und in eine feste, fäulnishemmende, widerstandsfähige Form umzuwandeln. Durch diesen Effekt wird den angesiedelten Bakterien auf der Haut oder den Schleimhäuten der Nährboden entzogen.

Die Heilwirkung der Gerbstoffe ist vielfach zu nutzen: bei Blutungsneigungen wie Zahnfleischbluten, bei Hämorrhoiden, bei Durchfällen, Entzündungen, Geschwüren, Erfrierungen und Brandwunden sowie als Gegenmittel bei Schwermetallvergiftungen. Mit 4 mg auf einen Liter enthält der Holundersaft wesentlich mehr Gerbstoffe als die meisten anderen Fruchtsäfte.

Vitamine

Vitamine halten lebenswichtige Funktionen unseres Organismus aufrecht und schützen uns vor schädlichen Stoffen aus der Umwelt. Wie Sie aus der Tabelle über die Hauptwirkstoffe des Holunders ersehen können, birgt diese Pflanze einen großen Reichtum an Vitaminen, den wir uns zu Nutze machen sollten:

Hauptwirkstoffe des Holunder in 100 g Frischsubstanz			
Vitamin A	600 I.E.	Fett	0,5 g
Vitamin B 1	0,07 mg	Kohlenhydrate	15,9 g
Vitamin B 2	0,08 mg	Kalium	305 mg
Vitamin B 3	1,50 mg	Phosphor	57 mg
Vitamin B 6	0,25 mg	Eisen	1,6 mg
Vitamin C	37,1 mg	Kalzium	35 mg
Eiweiß	2,5 g	Kalorien	42

Vitamin A (Retinol)

Dieses Vitamin dient als Zellschutz für Haut, Schleimhäute, Augen und Haare und fördert das Knochenwachstum. Nachtblindheit oder rasches Ermüden der Augen weist meist auf einen Mangel an Vitamin A hin. Bei intensivem Fernsehkonsum steigt der Bedarf an Vitamin A durchschnittlich um das fünfzigfache an!

Forschungen haben gezeigt, dass Patienten mit einem Pilzbefall der Schleimhäute oft ebenfalls zu niedrige Werte aufweisen. In Verbindung mit Zink hilft Vitamin A dem Körper, aus dem Darm vermehrt Kalzium und Phosphat aufzunehmen, um es in den Knochen abzulagern.

Bei besonderem Vitamin A-Bedarf oder gegen Vitaminmangel hilft eine Kur mit frischem Holundersaft. Wie aus der Tabelle ersichtlich wird, sind in 100 g Holunderbeeren 600 *I.E.* Vitamin A enthalten. Damit haben wir schon einen erheblichen Teil des Tagesbedarfs (3000 I.E.) an Vitamin A abgedeckt.

Vitamin B 1 (Thiamin)

Unter den Vitaminen der B-Gruppe kommt dem Vitamin B 1 insofern eine besondere Bedeutung zu, als die anderen B-Vitamine nur im Zusammenspiel mit Vitamin B 1 ihre Wirksamkeit im Organismus entfalten können.

Das Vitamin B 1 stärkt Nerven, Muskeln, Herz und Stoffwechsel. Es dient der Erhaltung der Widerstandskraft und Vitalität des Körpers und trägt zur Regulierung psychischer Reaktionen bei. Ein Mangel an Vitamin B 1 kann sich mit Kribbeln, Muskelschwäche, Fußsohlenbrennen oder Atemnot bemerkbar machen.

Holunderbeeren enthalten mit 0,065 mg Thiamin auf 100 g mehr Vitamin B 1 als Bananen (0,044 mg) und doppelt so viel wie Äpfel (0,035 mg).

Hinweis

Verwahren Sie getrocknete Holunderblüten immer in gut schließenden, lichtundurchlässigen Dosen auf, um ätherische Öle oder das Vitamin B 1 zu schonen. Auch Holundersaft sollten sie nicht lange offen stehen lassen, um alle Wirkstoffe bestmöglich zu bewahren.

Vitamin B 2 (Riboflavin)

Von diesem Vitamin sollten wir täglich 1,5 bis 1,7 mg zu uns nehmen. Es hilft bei der Verwertung von Eiweiß, Kohlenhydraten und Fett. Weiterhin beeinflußt es die Wirkung zahlreicher Enzyme und ist am Transport von Sauerstoff beteiligt, was für die Zellatmung von Bedeutung ist. Wie in Studien festgestellt wurde, leiden Raucher oft an einem Vitamin B 2-Mangel. Nikotin wie auch Natron, chininhaltige Getränke und zu viel Sonnenlicht zerstören das Vitamin B 2.

Eingerissene Mundwinkel, entzündete Nasenschleimhäute und Lippen, Sehstörungen oder spröde Fingernägel können Anzeichen für Vitamin B 2-Mangel sein.

Studien aus Belgien ergaben, dass durch die hochdosierte Einnahme von 400 mg Riboflavin am Tag, nach drei Monaten Migräne und Kopfschmerzen um 37 % rückläufig waren. Aufgrund dieser Tatsache wird angenommen, dass das Vitamin B 2 auch positiven Einfluss auf die Gefäße hat. Obschon B-Vitamine wasserlöslich sind und überschüssige Mengen durch den Harn ausgeschieden werden, sollten Sie jedoch ohne Rücksprache mit ihrem Arzt keine so hohen Dosen Vitamin B 2 zu sich nehmen.

In 100 g Holunderbeeren sind etwa 0,08 mg Riboflavin enthalten.

Vitamin B 3 (Niacin, auch Nikotinsäure oder Nicotinamid)

Dieses Vitamin ist wichtig zur Verwertung von Kohlenhydraten, Fetten und Eiweißen im Körper. Es ist an der Pigment- und Collagenbildung der Haut beteiligt. Maßgeblich ist Niacin für die Bildung von Magensäure und für die Durchblutungssteuerung verantwortlich. Da es auch den Gehirnstoffwechsel positiv beeinflusst, wird es in psychiatrischen Kliniken oft hoch dosiert gegen Nervenkrankheiten angewandt. Depressionen, Verwirrtheit, Diarrhö, Hauterkrankungen oder eine Vielzahl nervöser Störungen können auf fehlendes Niacin im Körper hinweisen. Eine ebenfalls durch Mangel an diesem Vitamin ausgelöste Krankheit ist Pellagra, die sich in Darm- und Nervenstörungen sowie in schuppig rauher Haut äußert.

Niacin ist beispielsweise auch in Kaffee enthalten. Wenn man sehr starken Durst auf Kaffee hat, könnte dies auch ein Hinweis auf Vitamin B 3-Mangel sein. In einer Tasse Kaffee sind etwa 1-2 mg dieses Vitamins enthalten.

Der Tagesbedarf eines Erwachsenen liegt bei ca. 16,5 bis 20 mg Vitamin B 3. Mit einem Liter Holundersaft wäre dieser Wert erreicht.

Hinweis

Menschen mit hohem Harnsäurespiegel sollten Niacin nicht zusätzlich einnehmen.

Vitamin B 6 (Pyridoxin)

Für die Blutbildung, den Eiweißstoffwechsel und ganz besonders für die Nervenfunktion ist das Vitamin B 6 unentbehrlich. Der Körper braucht es, um die Eisenaufnahme sicherzustellen und ebenso, um Phosphor und Calcium richtig verwerten zu können. Kribbeln und Gefühllosigkeit in Armen und Beinen, Blutarmut, erhöhte Reizbarkeit, Haarausfall oder Schlaflosigkeit können durch Vitamin B 6-Gaben vermindert werden.

Die Einnahme der Antibabypille kann zu Vitamin B 6-Mangel führen, da durch die Hormone vermehrt Harn ausgeschieden wird.

In 100 g frischen Holunderbeeren sind etwa 0,25 mg Pyridoxin enthalten.

Vitamin C (Ascorbinsäure)

Vitamin C, das wohl bekannteste Vitamin, ist im Pflanzenreich weit verbreitet. In früheren Jahrhunderten hatten Seefahrer stark unter Vitamin C-Defiziten zu leiden. Die als Skorbut bekannt gewordene, durch Mangel an Vitamin C verursachte Krankheit hat damals vielen Menschen das Leben gekostet. In unserer Wohlstandsgesellschaft müssen wir derartiges nicht befürchten, aber durch unausgewogene Ernährung, Stress, Rauchen und Alkoholkonsum kann dennoch eine Vitamin C-Unterversorgung entstehen. Müdigkeit, Konzentrationsmangel, Infektanfälligkeit, schlechte Wundheilung und Zahnfleischbluten sind Hinweise darauf.

Vitamin C aktiviert zahlreiche Körperenzyme, ist wichtig für das Herz, das Immunsystem, das Nervensystem und die Verdauung. Auch für den Stoffwechsel, das Bindegewebe wie auch für die Elastizität der Blutgefäße ist es unentbehrlich. Es wirkt sich günstig auf rheumatische Erkrankungen aus und hilft bei Magen-Darmstörungen, Muskelschmerzen und allergischen Reaktionen. Vitamin C braucht der Körper darüber hinaus als Schutzvitamin gegen Giftstoffe aus der Umwelt wie Schwermetalle, Abgase oder belastende Lebensmittelzusatzstoffe. Durch Vitamin C werden die Folgen von Suchtmittelkonsum und Medikamentenmissbrauch gemildert.

Die violett-schwarzen Holunderbeeren enthalten auf 100 g etwa 18 mg Vitamin C.

Vitamin C kann die Eisenverwertung des Organismus um das 3-fache steigern. Hier erweist sich der Holunder als doppelt wertvoll, denn er ist zugleich reich an Eisen.

Hinweis

Vitamin B 12 ist leider ein Vitamin C-Räuber, sofern es gleichzeitig eingenommen wird.

Essentielle Aminosäuren

Aminosäuren sind Bausteine der Eiweiße, von denen 22 in den Eiweißstoffen der Lebewesen enthalten sind. Der tierische und menschliche Organismus kann 14 dieser Aminosäuren selbst aufbauen, 8 müssen mit der Nahrung aufgenommen werden; letztere bezeichnet man als essentielle Aminosäuren.

Wenngleich ein Erwachsener nur 0,8 g Eiweiß pro Kilogramm Körpergewicht benötigt, so ist es doch ein für unsere Ernährung sehr wichtiger Stoff, der unentbehrlich zum Aufbau und Erhalt der Muskeln und Organe ist. Wenn auch nur eines der essentiellen Aminosäuren im Körper fehlt, können auch die weiteren Eiweißbausteine nicht ausreichend aufgenommen werden und Müdigkeit, mangelnde Energie oder Lustlosigkeit sind die Folgen. Oft reicht schon ein kräftiger

Eiweißschub durch entsprechende Nahrungsmittel - Obst, Kartoffeln, Milch, Gemüse und besonders Getreide oder Fisch -, um diesen Mangel auszugleichen.

Wenn wir dem Körper regelmäßig zu viel tierisches Eiweiß zuführen, kann das zu Eiweißüberlastungen des Blutes (Hyperproteinämie) führen. Dadurch erhöht sich das Risiko, dass sich der Cholesteringehalt in gesundheitsschädigende Bereiche bewegt. Bei der Aufnahme von pflanzlichem Eiweiß treten solche negativen Folgen nicht auf.

Holunderbeeren enthalten einen ungewöhnlich hohen Anteil an essentiellen Aminosäuren.

Die eidgenössische Forschungsanstalt für Garten-Obst-Weinanbau in der Schweiz stellte fest, dass der Anteil der essentiellen Aminosäuren am Gesamteiweißgehalt bei Holunderbeeren 94 % beträgt. Nur tierisches Einweiß in einem Hühnerei hat mit 100 % einen höheren Gehalt an diesen Stoffen.

Mineralstoffe

Mineralstoffe wie Natrium, Kalzium, Magnesium, Phosphor und Kalium sind ursprünglich anorganische Stoffe, die im Erdreich von Mikroben an Pflanzen weitergegeben und zu organischen Substanzen assimiliert werden. Durch diesen Umwandlungsprozess gelangen sie als chelatierte, also von Proteinen ummantelte Mineralien in Form von Obst und Gemüse oder auf dem Weg über pflanzenfressende Tiere in die menschliche Nahrung. Als zentraler funktioneller Bestandteil der Enzyme sind sie notwendig für die Verwertung sämtlicher Nährstoffe, einschließlich der Vitamine. Ohne Mineralstoffe kann der menschliche Organismus nicht existieren. Wie im Folgenden an einigen Beispielen dargestellt werden soll, erfüllen die einzelnen Mineralien dabei verschiedene Aufgaben im menschlichen Körper:

Kalzium ist ein wichtiger Bestandteil von Zähnen und Knochen. Weiterhin dient es der Sicherung der Funktionsfähigkeit von Nerven und Muskeln. Der Mensch sollte täglich O,8–1,1 g Kalzium mit der Nahrung zu sich nehmen. (In 100 g Holunderbeeren sind 0,035 g Kalzium enthalten).

Besteht im Körper ein Kalziummangel, so wird das Kalzium den Knochen entzogen, was u.a. Osteoporose begünstigt. Ein Defizit an Kalzium hemmt die Resorption von Magnesium, das zusammen mit Phosphor zu 70 % in den Knochen gelagert wird. Ein Ungleichgewicht zwischen diesen Stoffen kann sich störend auf die Durchlässigkeit der Zellmembranen, den Herzrhythmus sowie den Cholesterinspiegel auswirken.

Phosphor ist ebenfalls ein wesentlicher Bestandteil von Zähnen und Knochen. Außerdem ist er an vielen Stoffwechselvorgängen und am Aufbau von Enzymen maßgeblich beteiligt und hat wesentlichen Einfluss auf die Muskel- und Gehirntätigkeit.

Eine wichtige Rolle kommt Phosphor beim Aufbau und der Synthese von Phospholipiden zu.

Phospholipide zählen zu einer Gruppe von bestimmten Fetten (Lipid=Fett), die unter der Sammelbezeichnung Lecithin bekannt sind. Lecithin ist besonders in den Nervenzellen, in der Leber und im Gehirn vorhanden. Als Baustein der Zellen sorgt dieser essentielle Stoff für den Transport vieler lebenswichtiger Substanzen und steuert ebenso die Übertragung von Nervenimpulsen. Lecithin ist bekannt dafür, dass es bei regelmäßiger Einnahme den Cholesterinspiegel senkt. Als Mittel gegen körperliche und geistige Erschöpfung und bei Nervenerkrankungen hat es sich in den vergangenen Jahren immer mehr durchgesetzt.

100 g frische Holunderbeeren enthalten 0,057 mg Phosphor und ein Liter Holundersaft etwa 0,5 g.

Phosphor, bzw. das phosphorsaure Salz Phosphat, ist bei allen Vorzügen auch ein wenig ins Gerede gekommen. Es wird vermutet, dass das zahlreichen Lebensmitteln hinzugefügte Phosphat eine Rolle bei der Entstehung von hyperaktivem Verhalten von Kindern spielt.

Hinweis

Holundermedizin

Der Holunder in der ganzheitlichen Medizin

Holunder-Heilmittel finden in verschiedenen Therapierichtungen der ganzheitlichen Medizin Verwendung, so beispielsweise in der Pflanzenheilkunde, in der Therapie nach Sebastian Kneipp oder in der Homöopathie. Im Folgenden sollen zunächst die Grundprinzipien dieser Heilmethoden charakterisiert und die jeweilige Verwendung von Holunderpräparaten kurz beschrieben werden.

Pflanzenheilkunde

Die Pflanzenheilkunde (Phythotherapie) ist sicher so alt wie die Menschheit selbst. Sie beruht auf Erfahrungen und Beobachtungen; als Heilmittel verwendet werden ausschließlich aufbereitete pflanzliche Bestandteile. Dabei wird davon ausgegangen, dass die heilende Kraft nicht von einem einzelnen Wirkstoff, sondern von der Pflanze in der Gesamtheit ihrer verschiedenen Wirkstoffe herrührt.

Dies trifft auch für den Holunder zu. Nicht das einzelne in ihm enthaltene Vitamin oder ein spezieller isolierter Wirkstoff hat ihn über die Jahrhunderte hindurch als Heilmittel bestehen lassen, sondern die besondere Kombination all seiner Inhaltsstoffe.

In der heutigen Zeit allerdings beginnt sich diese Einsicht erst langsam wieder allgemein durchzusetzen. Offiziell anerkannt ist gegenwärtig lediglich die schweißtreibende Wirkung des Holunders, die bei grippalen Infekten und Erkältungen genutzt werden kann. Doch nachdem die Forschung in den letzten Jahren nachgewiesen hat, dass die Heilkraft des Holunders wesentlich umfassender ist, wird sich dies sicherlich noch ändern.

Hinweis

Mittlerweile gibt es einige Krankenkassen, privat und gesetzlich, die außer Schulmedizin auch individuell zugeschnittene Naturheilkunde anerkennen.

Naturheilverfahren nach Sebastian Kneipp

„Doch soll der Mensch nicht bloß zu seinem Schöpfer flehen um Gesundheit und langes Leben, sondern er soll auch seinen Geist gebrauchen, um die Schätze zu finden und zu heben, welche der allgütige Vater in die Natur hineingelegt hat als Heilmittel für die vielfachen Übel dieses Lebens". Sebastian Kneipp

Der aus Bad Wörishofen stammende Pfarrer Sebastian Kneipp (1821-1897) entwickelte eine auch heute noch anerkannte und praktizierte Heilmethode, die verschiedene Therapieansätze einschloss:

1. das Wasserheilverfahren (Hydrotherapie),
2. die Ernährungsbehandlung (Diätetik),
3. die Pflanzenheilkunde,
4. die Bewegungstherapie und
5. die Ordnungstherapie (angewandte Psychosomatik).

Kneipp ging davon aus, dass alle Krankheiten mit dem Blut zusammenhängen, d.h. dass entweder schädliche Stoffe im Blut oder ein gestörter Blutkreislauf die Ursache für das Entstehen von Krankheiten seien. Grundgedanke seiner Heilmethode war, dass das Wasser alle Krankheitsstoffe aus dem Körper zu entfernen vermag; insofern spielen die Wasseranwendungen in seiner Therapie eine besondere Rolle. Sie sollten ergänzt werden durch Bewegung, gesunde Ernährung, das Bemühen um seelische Ausgeglichenheit und durch die Einnahme pflanzlicher Heilmittel. In diesem Zusammenhang galt sein Augenmerk auch dem Holunder.

Über ihn schrieb Pfarrer Kneipp in „Meine Wasserkur": „Wie die hohen Herrschaften heutzutage zu der teuren Traubenkur wandern, oft nach fernen Ländern, so gingen unsere Eltern und Großeltern in die Kur zum Holunderbaum, der sie in nächster Nähe so billig und oft viel besser bediente."

Konkret empfahl Kneipp Holundertee bei Erkältungskrankheiten oder auch bei Hautausschlägen, Holundermus sah er als geeignetes Mittel für eine Blutreinigungskur an und die Einnahme von Zubereitungen aus Holunderwurzel erschien ihm bei Wassersucht hilfreich.

Jedenfalls hatte es seiner Meinung nach der Holunder als wertvolle einheimische Heilpflanze verdient, wieder zu neuem Ansehen zu gelangen.

Homöopathie

Im Unterschied zur Pflanzenheilkunde arbeitet die Homöopathie nicht nur mit pflanzlichen Heilmitteln, sondern mit speziell aufbereiteten Präparaten, deren Rohstoffe aus dem Mineral-, Tier- und Pflanzenreich stammen.

Begründer der Homöopathie war der Arzt, Apotheker und Chemiker Samuel Hahnemann (1755-1843). Aufgrund von Forschungen und zahlreichen Selbstversuchen gelangte er zu der Erkenntnis, dass Krankheiten am sichersten mit Stoffen geheilt werden können, die beim Gesunden ähnliche Beschwerden hervorrufen. Diesen Grundsatz der Homöopathie nennt man „Ähnlichkeitsprinzip“ oder lateinisch „Simileprinzip“, d.h. Ähnliches wird mit Ähnlichem geheilt.

In der Homöopathie geht es um den Menschen in seiner Einheit von Körper, Seele und Geist. Nicht das einzelne erkrankte Organ steht im Vordergrund, sondern behandelt wird der kranke Mensch. Details wie Alter, Konstitution, psychische Verfassung oder individuelle Lebensumstände sind zur Mittelauswahl von größter Wichtigkeit. Der behandelnde Arzt oder Therapeut wird sich sehr genau mit dem Beschwerdebild des Einzelnen auseinandersetzen, um aus der Vielzahl der homöopathischen Substanzen das geeignete Präparat herauszufinden.

Homöopathische Mittel werden aus dem Urrohstoff oder der Urtinktur Ø durch Verschütteln mit Alkohol oder Wasser oder durch Verreibungen mit Milchzucker hergestellt. Entscheidend ist dabei der jeweilige Verdünnungsgrad der Medizin, die sogenannte Potenzierung. Aufgrund von Erfahrungen wird dabei davon ausgegangen, dass die Energie oder Kraft (lat. potentia=Kraft) des Mittels mit steigendem Verdünnungsgrad zunimmt, d.h. je geringer die tatsächlich nachweisbaren Wirkstoffe des homöopathischen Präparates sind, umso stärker ist die Heilwirkung.

Die Verdünnungen haben je nach Potenzierungsstufe verschiedene Bezeichnungen. So bedeutet beispielsweise die Potenz D1, dass das Mittel im Verhältnis 1:10 verdünnt wurde, D2 bezeichnet den Verdünnungsgrad 1:100 und D3 den Verdünnungsgrad 1:1000. Dosierung und Potenz eines Mittels werden dabei bei jedem Patienten individuell festgesetzt.

Das Holunderpräparat Sambucus nigra wird zu gleichen Teilen aus den Blüten und Blättern des Holunders bereitet. Angewendet werden kann es bei rheumatischen Beschwerden, Nierenerkrankungen, fiebrigen Erkältungskrankheiten, Asthma (insbesondere bei Kindern), Husten oder ödematösen Schwellungen der Bronchialschleimhaut. Kleinen Kindern, die häufig zu Erkältungen neigen und deren körpereigene Abwehr unterstützt werden sollte, kann man das Homöopathikum Sambucus nigra auch zur Vorbeugung geben.

Gebräuchlich sind sowohl die Urtinktur Ø als auch Potenzen bis D6. Über die Dosierung sollte immer der Therapeut entscheiden.

Welche Holunderpräparate gibt es?

- In der Apotheke erhalten Sie Holunderblüten, Holunderblätter und Holunderrinde als getrocknete Droge, einzeln, in Teemischungen oder in homöopathischer Form.
- Im Reformhaus bekommen Sie schon eine große Auswahl an Holunderzubereitungen. Holundersaft oder Muttersaft (100 % Saft), Gelee, Mus oder Punsch, der mit Johannisbeer- und Apfelsaft angereichert ist. Neuerdings werden auch sogenannte Nahrungsergänzungsmittel angeboten, beispielsweise Holundertabletten mit Extrakten aus Holunderbeeren und Holunderblüten. Kapseln mit konzentriertem Holunderbeerenextrakt enthalten reichlich Anthocyane. Sie finden Verwendung bei viralen und bakteriellen Infektionen, Venenerkrankungen oder wirken unterstützend in der Krebstherapie. Wer Zugang zu Ayurvedischen Produkten hat, kann in speziellen Läden oder über den Versand eine besondere Grüntee-Mischung „Grüner Engel“ kaufen. Diese außergewöhnliche Teemischung, die bei besonderen Alltagsbelastungen und feuchtem nasskaltem Wetter empfohlen wird, enthält außer Grünem Tee noch Zitronengras, Pfefferminze, getrockneten Kombucha und Holunderbeeren.
- Abgesehen davon verbirgt sich Holunder in zahlreichen Lebensmitteln. Gemischten Säften schenkt er oft die kräftige Farbe, auch Joghurts, Konfitüren, Obstkonserven oder Bonbons profitieren von ihr und dem besonderen Holunder-Aroma.
- Am größten ist die Auswahl bei den selbstgemachten Holunderrezepturen. Hier sind die Möglichkeiten fast unerschöpflich. Wie Sie Tinkturen, Heilweine, Tee, Mus und vieles mehr selbst herstellen und zubereiten, wird Ihnen im weiteren Verlauf des Buches ausführlich beschrieben werden.

Übliche Zubereitungsarten in der Naturheilkunde

Wenn Sie nicht selbst sammeln möchten, entscheiden Sie praktisch beim Einkauf der Heilkräuter darüber, ob ihre Anwendung Erfolg bringt. Besonders bei Kräutern, die als Arznei genutzt werden sollen, ist es lohnenswert, nach Qualität Ausschau zu halten. Wenn Sie genau wissen wollen, was Sie gekauft haben, brauchen Sie nur einmal einen Teebeutel aufzuschneiden und das Innere unter die Lupe zu nehmen. Mit Resten aus Stielen und Stängeln, wie sie in manchen preisgünstigen Teebeuteln zu finden sind, tun Sie Ihrer Gesundheit keinen Gefallen. Die Herstellung guter Arzneitees unterliegt strengen Vorschriften, sowohl was die jeweiligen Anteile an Wirkstoffen als auch die Anforderungen an Reinheit und Qualität betrifft.

Wenn Sie Ihre Heilkräuter selbst suchen und zubereiten wollen, ist es unbedingt nötig, bestimmte Regeln beim Sammeln, Lagern und Verarbeiten einzuhalten. Nur dann haben Sie die Gewähr, tatsächlich therapeutische Erfolge zu erzielen. **(Siehe dazu Sammel- und Erntetipps, Seite 16)**

Im Folgenden möchte ich Ihnen zunächst einmal allgemein die Möglichkeiten der Zubereitung von Heilpflanzen zu therapeutischen Zwecken aufzeigen – unabhängig von der jeweiligen Pflanzenart. Dabei ist zu berücksichtigen, dass die optimale Wirksamkeit der Heilkräuter nur durch die Wahl der richtigen Zubereitungsart gegeben ist.

Aufguss (Infus)

Die bekannteste und am häufigsten angewandte Zubereitungsart von Heilpflanzen ist der Teeaufguss. Verwendung findet er bei Blüten, Samen oder belaubten Pflanzenteilen.

Man kocht Wasser einmal auf, lässt es für einige Augenblicke abkühlen, um so ätherische Öle und andere Substanzen zu schonen und gießt es dann über die Pflanzenteile.

Kräutertees werden im allgemeinen ungesüßt oder mit etwas Honig getrunken.

- Die Standardmenge beträgt 1-2 TL Kräuter pro Tasse.
- Als Standarddosis nimmt man 3 mal täglich eine Tasse zu sich.

Sud

Zur Herstellung von Pflanzensud werden Wurzeln, Rinde, Stängel, härtere Zweige oder manchmal auch Beeren verwendet. Grundsätzlich werden die Pflanzenteile in kaltes Wasser gegeben und dann zum Sieden gebracht. Durch diesen Vorgang gehen die Wirkstoffe der Pflanze in den Sud über.

Die Kochdauer richtet sich nach Härte oder Holzigkeit der verwendeten Droge und beträgt zwischen 10 und 30 Minuten, in manchen Fällen auch bis zu einer Stunde.

Der Sud sollte direkt vor Gebrauch zubereitet werden, um chemische Veränderungen zu vermeiden und um den Wirkstoffgehalt zu bewahren.

- Die Standardmenge beträgt 1-3 TL pro Tasse Wasser.
- Als Standarddosis nimmt man 3 mal täglich eine Tasse zu sich.

Tinkturen

Für eine Tinktur werden frische oder getrocknete Pflanzenteile mit 70 % reinem Alkohol oder für den Hausgebrauch auch mit Branntwein übergossen. Anschließend lässt man das Kraut je nach Vorschrift sonnig oder im Halbschatten ein bis sechs Wochen stehen. Der Alkohol entzieht den Pflanzen die Wirkstoffe und konserviert zugleich.

Danach siebt man die Flüssigkeit durch und füllt sie in dunkle Gefäße ab. Auf diese Weise lassen sich die Tinkturen gut ein Jahr aufbewahren.

Denken Sie auch daran, auf den Fläschchen Herstellungsdatum und Inhalt zu vermerken.

- Die Standardmenge beträgt etwa 1 Teil Droge auf 2-10 Teile Alkohol.
- Die Standarddosis beträgt 30 Tropfen am Tag, die regelmäßig, in wenig Wasser verdünnt, vor dem Essen eingenommen werden.

Essigtinkturen sind in der Volksmedizin sehr beliebt. Sie sind beinahe so haltbar wie Alkoholtinkturen und können daher anstelle von Alkohol verwendet werden. Dies bietet sich beispielsweise bei Abneigung gegen Alkohol, in der Schwangerschaft oder bei Leberentzündungen an. Die Herstellung ist die gleiche wie bei Tinkturen auf der Basis von Alkohol.

Medizinalwein

Diese Methode der Zubereitung von Heilpflanzen findet man besonders bei alten naturheilkundlichen Rezepturen. Sie eignet sich für kleingeschnittene Wurzeln oder Rinde ebenso wie für Blüten oder Blätter. Zu beachten ist, dass die Pflanzenteile vollkommen mit Wein bedeckt sein müssen, um einer Schimmelbildung vorzubeugen.

In manchen Rezepturen wird auch empfohlen, den Wein mit dem Kraut aufzukochen, was die Haltbarkeit wesentlich erhöht und insbesondere bei holzigen Pflanzenteilen anzuraten ist.

- Standardmenge: Man rechnet auf 200 g Kraut ca. 1 Liter guten Wein, vorzugsweise Rotwein. Der Wein sollte zugedeckt 1-2 Wochen ruhen und dann gefiltert werden.
- Als Standarddosis wird 3 mal täglich ein Likörglas Medizinalwein getrunken.

Sirup

Sirup ist eine süße dickflüssige Lösung, mit deren Hilfe insbesondere Kindern die Einnahme weniger gut schmeckender Pflanzenteile erleichtert werden kann. Allgemein benötigt man als Ausgangsmaterial eine wässrige oder weinhaltige Kräuterzubereitung. Den Aufguss oder Sud vermischt man mit Honig oder auch mit Rohrzucker und kocht ihn so lange, bis eine dickliche Masse entstanden ist. Anschließend kann man den Sirup abgekühlt in Flaschen füllen. Vorzugsweise nimmt man bei Honigzubereitungen Flaschen, die mit Korken verschlossen werden, da Honig gären kann.

- Standardmenge: 500 ml Kräutertee, Kräuterwein oder Sud und 500 ml Honig bzw. Rohrzucker.
- Als Standarddosis werden 3 mal täglich 5-10 ml eingenommen.

Heilsalbe

Eine Salbe enthält grundsätzlich nur Öle oder Fett, jedoch kein Wasser. Sie hat die Eigenschaft, auf der Haut einen Film zu bilden, ohne in die Haut einzudringen. Als Ausgangsbasis zur Herstellung einer Heilsalbe können Sie z. B. Vaseline (in der Apotheke erhältlich) oder eine Heilsalbengrundlage nach dem unten angegebenen Rezept verwenden. Lassen Sie die Salbengrundlage im Wasserbad schmelzen und geben Sie dann die gewünschten Kräuter hinzu. Lassen Sie alles eine halbe Stunde köcheln, besser so lange, bis die Kräuter anfangen zu rascheln. Anschließend sieben oder filtern Sie die Masse durch ein Mulltuch, pressen sie aus (Gummihandschuhe nicht vergessen) und füllen sie noch warm in vorbereitete Tiegel.

- Die Standardmenge beträgt in etwa 1-2 EL getrocknetes Kraut auf 100 g Vaseline. Bei frischen Kräutern nimmt man ungefähr das Doppelte der angegebenen Menge.

Grundrezept für eine Heilsalbengrundlage

40 g Pflanzenöl
8 g Kakaobutter
8 g Bienenwachs

Diese Zutaten werden im Wasserbad geschmolzen.

Unter die abgekühlte Salbengrundlage können nach Bedarf auch ätherische Öle gerührt werden.

Die Bestandteile des Holunders und ihre heilende Wirkung

Holunderrinde und Wurzel

Leiden Sie an Blähungen, Darmkrämpfen, chronischen Magenbeschwerden oder hartnäckiger Stuhlverstopfung, so können Zubereitungen aus Holunderrinde und -wurzel in Form von Tee oder Abkochungen Erleichterung bringen. Die in diesen Pflanzenteilen enthaltenen Gerbstoffe und Harze wirken allgemein adstringierend, also zusammenziehend und zugleich entzündungshemmend.

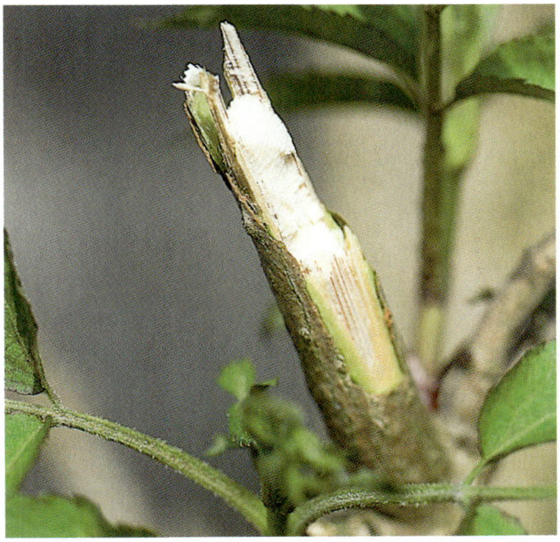

Ehe Sie jedoch mit der Selbstbehandlung beginnen, sollten Sie durch einen Arzt abklären lassen, ob Ihre Magen- und Darmstörungen nicht Symptome ernsthafter Grunderkrankungen – beispielsweise Leberstörungen, Nierenbeckenentzündungen, Erkrankungen des Dickdarms oder der Gallenblase – sind.

Die harntreibenden Eigenschaften von Holunderrinde und -wurzel können auch zur Bekämpfung von Wassersucht und Nierenstörungen genutzt werden und dienen insbesondere der Ausscheidung toxischer Stoffe.

Zubereitungen mit Holunderrinde finden auch bei Rheuma oder Gicht Verwendung, denn gerade bei diesen Krankheiten ist die Ausscheidung toxischer Rückstände äußerst wichtig, damit Blut, Gelenke oder das Gewebe nicht mit derartigen Abfallstoffen belastet werden.

Normalerweise befreit sich der Körper durch eine geregelte Harn- und Stuhlausscheidung auf natürliche Weise von diesen Giftstoffen. Doch wenn man seiner Gesundheit hier ein wenig nachhelfen muss, kann man sich gut der entschlackenden Wirkung von Holunderrinde und Holunderwurzel bedienen und auf diese Weise die Beschwerden lindern. Indirekt unterstützt man mit einer solchen Behandlung auch die Leber, die ja wesentlich an der Entgiftung und Ausscheidung

Hinweis

Bei der Einnahme der grünen Rinde oder der Holunderwurzel als Tee sollten Sie auf alle Fälle vorsichtig sein. Mehr als täglich einen Esslöffel Droge auf eine Tasse Tee kann zu Erbrechen führen.

Wenn Sie es richtig machen wollen, halten Sie sich an das Standardmaß: Nehmen Sie 1 Teelöffel Rinde/Wurzel, setzen Sie sie mit kaltem Wasser an, kochen Sie das Ganze einige Minuten auf und lassen Sie alles noch 10 Minuten ziehen.

körpereigener und körperfremder Schlacken beteiligt ist und der insgesamt eine besonders wichtige Funktion im Stoffwechselgeschehen zukommt.

Weiterhin lässt sich die Abkochung der Holunderrinde zum Gurgeln oder äußerlich bei Hautentzündungen, zur Wundbehandlung oder bei Nagelgeschwüren und Verbrennungen verwenden.

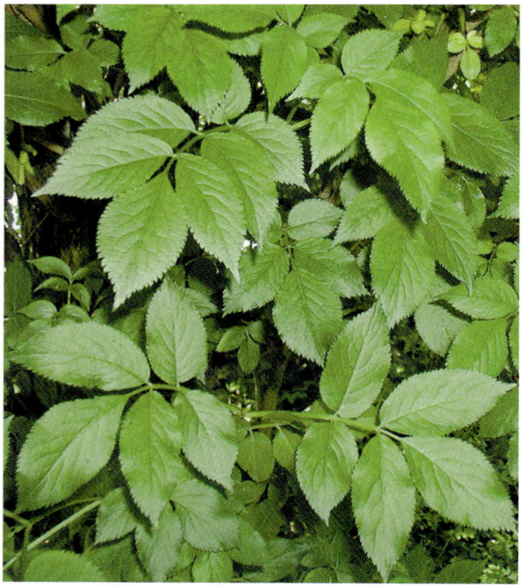

Holunderblätter

Holunderblätter sind reich an Gerb- und Bitterstoffen; sie haben abführende, harntreibende und schmerzlindernde Wirkung. Gängige Zubereitungsform ist der Tee, dessen Heilkraft auf der vermehrten und verbesserten Harnausscheidung beruht. Toxische Stoffwechselprodukte werden so schneller und oft auch besser aus dem Körper ausgeschieden. Dies beeinflusst alle Erkrankungen positiv und entlastet die Ausscheidungsorgane – Haut, Nieren und Leber – bei ihrer Arbeit. Gleichzeitig wird vermieden, dass sich überschüssiges Wasser im Gewebe ansammelt (Wassersucht).

Ebenfalls in den Holunderblättern enthalten ist der Wirkstoff Rutin, früher als Vitamin P bekannt. Er stabilisiert und stärkt die Widerstandsfähigkeit aller noch so kleinen Kapillargefäße und vermindert so die Gefahr von Gewebsblutungen, schützt vor Gefäßbrüchigkeit, vermeidet Ödembereitschaft und vieles mehr. Der Wirkstoff Rutin ist Ihnen vielleicht bekannt durch den „Fagorutintee", der recht viel Rutin aus Buchweizen enthält; rutinhaltig sind auch Hagebutten, Johannisbeeren oder Paprika.

Holunderblätter helfen auch, um sich einigermaßen vor Mücken zu schützen. Dabei reicht es beispielsweise bei Spaziergängen eine Weile aus, sich mit den frisch vom Baum gezupften Blättern einzureiben. Zu Hause können Sie sich aus den Blättern einen starken Aufguss herstellen und damit die Haut einreiben oder ein Holunderhautöl **(siehe Erste Hilfe Seite 81)** verwenden, falls Sie der strenge Geruch nicht stört.

Beschwerden durch Insektenstiche und eitrige Haut- oder Schnittverletzungen können gelindert werden, indem Sie Umschläge mit Holunderblättern auflegen.

Hinweis

Medizinische Präparate mit den geschnittenen oder pulverisierten Bestandteilen der Holunderblätter werden als Rheumatee, Entschlackungstee, Blut- und Hautreinigungstee angeboten. Lassen Sie sich in der Apotheke beraten.

Hierbei werden die Gerbstoffe in den Blättern wirksam und unterstützen bei offenen Wunden oder entzündeten Schleimhäuten die gewollte gutartige Eiterung. Dadurch wird bewirkt, dass Verunreinigungen, Giftstoffe oder Keime schneller abtransportiert werden und der Heilungsprozess sich beschleunigt.

Bei geschwollenen Augenlidern sind Augenbäder mit einem Aufguss aus Holunderblättern sehr hilfreich. Dabei hat sich ein Sud im Verhältnis 1:1 aus Holunderblättern und Lindenblüten bewährt.

Holunderblüten

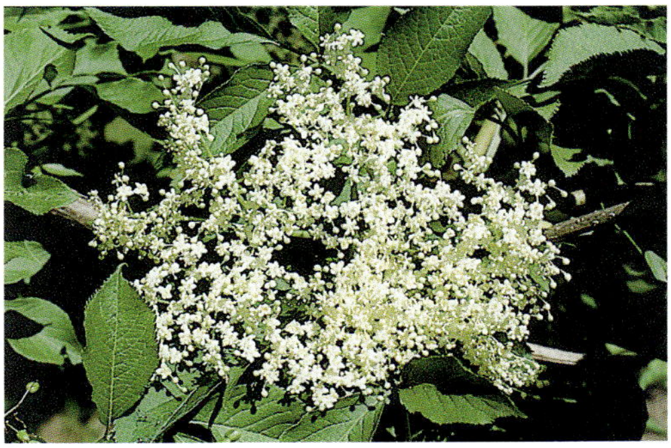

Heilmittel aus Holunderblüten haben schleimlösende, entkrampfende und schweißtreibende Wirkung. Sie sind besonders effektive Hausmittel gegen Erkältungskrankheiten und Sie tun deshalb gut daran, schon bei den ersten Anzeichen von Husten, Schnupfen, entzündeten Mandeln oder Halsweh zu heißem Holunderblütentee zu greifen. Auch bei schwereren Erkrankungen wie Lungenentzündung, Brust- und Luftröhrenkatarrh, Grippe oder Bronchitis kann Holunderblütentee durch seine schweißtreibende Wirkung den Heilungsprozess unterstützen. Man trinkt in diesem Fall den Holunderblütentee mehrmals täglich so heiß wie möglich in kleinen Schlucken. Durch das Schwitzen kann sich der Organismus über die Haut von Giftstoffen befreien und das unangenehme Kratzen bei Halsweh wird auch gelindert. Wirkungsvoll sind neben reinem Holunderblütentee auch Teemischungen mit Lindenblüten, die erfahrungsgemäß vor allem Kindern gut schmecken.

Hauptsächlich sind es die ätherischen Öle in den Holunderblüten, die beruhigend und krampflösend wirken. Doch auch andere Inhaltstoffe wie etwa das Flavonoid Quercetin können Krankheiten positiv beeinflussen. Dies gilt beispielsweise für Stirnhöhlenentzündungen, für Kopfschmerzen oder Schlafstörungen. Gerade bei Schlafstörungen ist jedoch zunächst zu beachten, dass sie Symptom zahlreicher physischer und psychischer Störungen sein können und ihre Ursachen medizinisch abgeklärt werden müssen. Ist dies geschehen, so ist es sicherlich wesentlich sinnvoller für die Betroffenen, wenn sie zu pflanzlichen Heilmitteln anstatt zu starken chemischen Schlaf- und Beruhigungsmitteln greifen – letzteres sollen in Deutschland immerhin mehr als eine Million Menschen tun!

Im Falle von Schlafproblemen können Sie sich die beruhigende Wirkung der Holunderblüten zunutze machen und als Schlaftrunk beispielsweise einmal in Milch gekochte Holunderblüten versuchen. Oder verstärken Sie die Wirkung der Holunderblüten, indem Sie einem halben Liter Holunderblütentee 2-3 Esslöffel Holundersaft und ein wenig Honig hinzufügen.

Holunderblütentee entlastet wegen seiner sanft harntreibenden Eigenschaft die Nieren und die Leber, was Heilungsprozesse ebenfalls beschleunigt.

Aufgrund dieser Eigenschaften können auch bei leichten Störungen der Nierentätigkeit die Beschwerden mit Holunderblütentee behandelt werden. Stärker wirken allerdings in diesem Fall Abkochungen aus Holunderwurzel und –rinde.

Masern ist eine Viruserkrankung, die sich mit erkältungsähnlichen Symptomen und zusätzlich mit hohem Fieber und juckenden Flecken auf der Haut bemerkbar macht. Früher war es üblich, die Kranken – zumeist handelte es sich ja um Kinder – in abgedunkelten Räumen ins Bett zu packen und sie mit Salzwasserhemden einzuwickeln. Das hatte den Sinn, den oft unerträglichen Juckreiz zu lindern und die Gifte über die Haut auszuleiten.

Auch heute noch ist es bei einer Masernerkrankung sinnvoll, den Ausscheidungsprozess toxischer Stoffe über die Haut zu unterstützen und zusätzlich zu den verordneten Medikamenten Holunderblütentee zu verabreichen. Begleitend können Sie dem masernkranken Kind konzentrierten Holundersaft zu trinken geben, um das Immunsystem zu stärken oder Sie verdünnen den Saft mit Wasser und reichen ihn so gegen den Durst.

Ein weiteres Anwendungsgebiet von Heilmitteln aus Holunderblüten ist die Pilz- und Entgiftungstherapie. Holunderblüten enthalten Selen und dieses Spurenelement wiederum ist Bestandteil eines Enzyms, das unser Immunsystem aktiviert. Selen hat die Eigenschaft, die sauren und giftigen Bestandteile zu binden und auszuleiten, die sich bei Vergiftungen durch Schwermetalle oder bei Pilzbefall im Körper angesammelt haben. Solche Substanzen nennt man "chelating agents".

Auch in der Rheumatherapie können die Wirkstoffe der Holunderblüten nutzbringend angewandt werden. Sie setzen heilende Stoffwechselprozesse in Gang und fördern damit die natürliche Ausscheidung über die Haut.

Und einen weiteren Aspekt sollte man nicht unberücksichtigt lassen: Bei Rheumapatienten und anderen chronisch Kranken spielt die seelische Verfassung eine besondere Rolle. Die sanftweißen lichten Blüten des Holunders strahlen Zuversicht und Wärme aus und können so positiv auf das seelische und damit auch körperliche Wohlbefinden der Kranken wirken.

Holunderbeeren

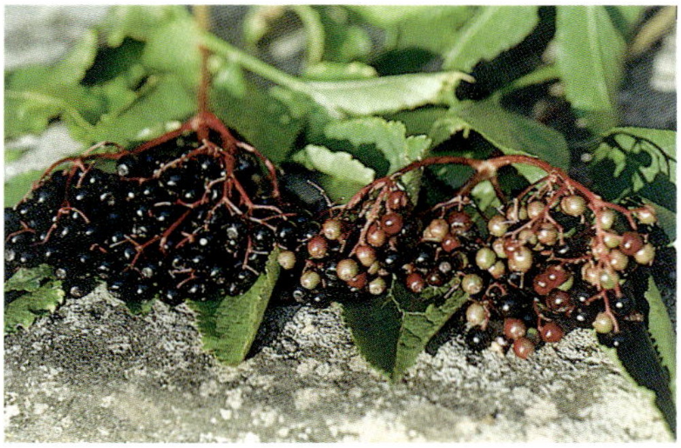

Holunderbeeren sind die Bestandteile der Holunderpflanze, die am vielseitigsten zu verwenden sind und einen besonders hohen Heil- und Nährwert haben.

Wie im Folgenden näher dargestellt werden soll, können seine Wirkstoffe auf vielfältige Weise zu einer Verbesserung des körperlichen Allgemeinzustandes beitragen und den Verlauf verschiedenster Krankheiten positiv beeinflussen.

Blutreinigungskur mit Holunder

Bereits unsere Vorfahren kannten den Zusammenhang zwischen Reinheit des Blutes und allgemeiner Gesundheit. Für sie war neben Aderlass und Blutegelverfahren die Blutreinigungskur ein wichtiges Heilmittel.

Blutreinigungskuren sind nach wie vor hilfreich und sinnvoll, da sie den gesamten Organismus von toxischen Stoffwechselschlacken befreien und Mangelerscheinungen ausgleichen können.

Nach einer Blutreinigungskur fühlt man sich wesentlich dynamischer und leistungsfähiger; denn mit den körperlichen Schlacken löst sich zugleich auch seelischer Ballast.

Im Frühling, nach der lichtarmen Jahreszeit, in der die Ernährung vitalstoffärmer war und es an Bewegung im Freien fehlte, wirkt sich die Blutreinigungskur besonders positiv auf Körper und Geist aus. Und nebenbei bietet sie auch noch die Möglichkeit, etwas vom Winterspeck abzubauen, was das Wohlbefinden ebenfalls steigert.

Holundersaftkuren bieten sich hervorragend zur Blutreinigung an. Ergänzen kann man ihre Wirkung noch mit harntreibenden Tees aus Holunderbestandteilen und anderen Pflanzen **(siehe Kapitel Teemischungen Seite 61)**.

Erkältungen und Grippe

Zubereitungen aus Holunderbeeren helfen, vorbeugend die körpereigenen Abwehrkräfte gegen Erkältungen und Grippe zu stärken und tragen zur Abschwächung der Krankheitssymptome bei.

Nervenschmerzen und nervöse Störungen

Gemeint ist hier nicht die Nervosität, die jeder kennt und die ihre Ursachen in Stress, Schlafmangel, beruflicher Überforderung oder anderen Belastungen hat. Hier kann man selbst Abhilfe schaffen, indem man seine Lebensgewohnheiten überdenkt und dem Körper auch einmal eine Erholungspause gönnt.

Therapiebedarf jedoch besteht dann, wenn die Nerven langfristig angegriffen und geschwächt sind oder massive Nervenschmerzen das Wohlbefinden beeinträchtigen.

Derartige Beschwerden können die verschiedensten Ursachen haben. So liegen häufig durch Stoffwechselgifte hervorgerufene Schädigungen der Nerven vor. Auch die Zuckerkrankheit, Vitamin B- oder Mineralstoffmangel können Nervenkrankheiten begünstigen.

Belastungen durch die Umwelt und Vitaminmangelerscheinungen

Ebenso negativ auf den Körper wirken Nikotin, Alkohol, Umweltgifte wie Blei und Quecksilber; auch Medikamentenmissbrauch bringt ihn aus dem Gleichgewicht.

Holundersaft mit seinen harntreibenden, blutreinigenden, blutbildenden und Vitamin B-haltigen Inhaltsstoffen kann ein Gegengewicht gegen die vielfältigen Umweltbelastungen schaffen, denen wir ausgesetzt sind, denn er aktiviert unsere Selbstheilungs- und Abwehrkräfte. Insbesondere hat sich das Vitamin B 1 als sehr wirksames Nervenvitamin gezeigt. In medizinischen Versuchen wurde nachgewiesen, dass bei fehlender Vitamin B-Zufuhr immense Störungen auftraten. Die Mangelerscheinungen reichten von erheblichen Kopfschmerzen, Herzklopfen, Verdauungsstörungen, Schlaflosigkeit bis hin zu rapiden Persönlichkeitsveränderungen.

Eine Trinkkur mit Holundersaft (maximal 250 ml pro Tag) kann meist schon ausreichen, um Nervenschmerzen entgegenzuwirken oder allgemein, um den Bedarf an Vitamin B 1 zu decken.

Der Mensch ist heute zunehmend Umweltverschmutzungen und Schadstoffbelastungen ausgesetzt, die sein Immunsystem erheblich belasten. Eine Reaktion hierauf sind Allergien, unter denen eine ständig zunehmende Zahl von Menschen leidet. Da wir den Umwelteinflüssen nicht ausweichen können, ist es nötig, dass wir den Körper mit all den Vital- und Nährstoffen versorgen, die er für eine optimale Abwehr braucht. Das Vitamin C und das Vitamin J spielen hierbei eine wichtige Rolle, denn sie tragen erheblich dazu bei, dass sich allergische Reaktionen verringern und zudem die Zellen besser vor Entartung geschützt werden. Beide Vitamine ergänzen sich, indem Vitamin J die Aufnahme von Vitamin C verbessert. Beide Vitamine sind in den Holunderbeeren vorhanden und werden in jeder Zubereitungsform wirksam.

Verdauungsstörungen

Durchfall kann zahlreiche Ursachen haben; eine davon ist die immer häufiger auftretende Nahrungsmittelallergie. Für diese neue Art der Verdauungsstörungen werden die vielen Chemikalien und Zusatzstoffe in unseren Nahrungsmitteln verantwortlich gemacht. Zusammen mit Umweltgiften, Medikamenten, Alkohol und anderen belastenden Stoffen können sie auf Dauer zu einer Schwächung des Immunsystems führen. Wir dürfen nicht vergessen, dass der Darm bzw. die Darmschleimhaut nicht nur für die Verdauung zuständig ist, sondern auch einen erheblichen Teil der Abwehraufgaben des Immunsystem übernimmt. Ist die Darmschleimhaut nicht mehr in der Lage, dies zu leisten, kann eine Vielzahl von Erregern durch die Darmwand ins Blut gelangen und Krankheiten auslösen.

Grundsätzlich sollten Sie immer dann einen Arzt aufsuchen, wenn Sie unter anhaltenden Durchfällen leiden.

Bei leichten Durchfällen können getrocknete Holunderbeeren die Beschwerden lindern. Dazu werden 3 mal täglich 10 Beeren zerkaut.

Kurzzeitige Verstopfungen weisen oft auf falsche Lebensgewohnheiten hin. Dazu gehören Stress, mangelnde Bewegung und ballast- oder faserstoffarme Ernährung; auch hormonelle Veränderungen und Medikamente können zu Verstopfungen führen.

Als leichtes Abführmittel können Sie bei diesem Problem täglich einen Esslöffel frische Holunderbeeren zu sich nehmen.

Doch ist auch hier Vorsicht geboten: eine Überdosierung kann zu Nierenreizungen oder Erbrechen führen. Nur in gekochtem Zustand können reife Holunderbeeren ohne Bedenken in größeren Mengen verzehrt werden.

Ermüdungserscheinungen und Erschöpfung

Diese Symptome können, wenn sie länger und ohne erkennbaren Grund anhalten, Anzeichen ernsthafter Erkrankungen sein. Sie sollten in einem solchen Fall unbedingt ärztlich abgeklärt werden. Es könnte sich dabei beispielsweise um eine Pilzerkrankung handeln – ein Krankheitsbild, dem von vielen Ärzten noch nicht genügend Aufmerksamkeit geschenkt wird.

Auch das sogenannte MCS-Syndrom (Multiple Chemical Sensitivy) kann in diesem Zusammenhang eine Rolle spielen. Es handelt sich dabei um eine bisher in Europa wenig beachtete Krankheit, bei der der Körper allergisch auf die Ansammlung von Umweltgiften im Organismus reagiert. Das hat zur Folge, dass auch die körpereigene Abwehrreaktion gegen Viren, Bakterien oder Pilze nicht mehr richtig funktioniert.

Ermüdung und allgemeine Mattigkeit, deren Ursachen nicht in ernsthaften Krankheiten begründet sind, können sehr gut mit Zubereitungen aus Holunderbeeren gebessert werden. Ein Glas Holundersekt beispielsweise kann den Kreislauf wieder in Schwung bringen und die Lebensgeister wecken!

Holunder in der Krebstherapie

Zur Zeit stellt der Holunder, und das sei ausdrücklich erwähnt, (noch) kein anerkanntes Therapeutikum bei schweren Erkrankungen wie Krebs dar. Die Erfahrung zeigt jedoch, dass Holundersaft, dessen Inhaltsstoffe positiv auf die Zellatmung wirken, günstigen Einfluss auf das Krankheitsgeschehen nehmen kann. Bei allen Krebsformen oder Krebserkrankungen liegt der Behandlungsschwerpunkt auf

- der Hemmung und Eindämmung des Tumorwachstums,
- auf der Förderung der Zellatmung, oder, was dem gleichkommt, auf der Energiestoffwechselerhöhung und
- auf der Stärkung und dem Aufbau des Immunsystems.

Was wir wissen ist, dass Holunderwirkstoffe wie die Radikalenfänger Vitamin A und Vitamin C, das Betacarotin oder auch die Kaffeesäure Krebserkrankungen vorbeugen. Auch die im Holunder enthaltenen Saponine stärken das Immunsystem gegen Krebszellen. Studien in den USA am Sloan-Kettering-Krebszentrum ergaben, dass sowohl das Flavonoid Quercetin als auch das als Vitamin P bekannt gewordene Rutin die Entstehung und Vermehrung von Tumoren unterbinden kann. Quercetin vermag tumorfördernde Freie Radikale abzufangen und verhindert dadurch, dass die Zellmembranen und die DNA (Erbanlage) geschädigt wird.

Weitere therapeutische Möglichkeiten

Zur Zeit wird getestet, ob bestimmte Proteine (Lektine) aus Blättern und Samen oder der frischen Holunderrinde das Krebswachstum verhindern können. Ebenso wird untersucht, ob diese Holunderproteine auch die Produktion von Enzymen hemmen, die sich bei einigen Erkrankungen, so zum Beispiel bei Aids, gegen das eigene Immunsystem richten.

Forschungen in Israel bestätigen die außerordentlichen Wirkungen des Holunders. Dort ist ein Holunderextrakt erhältlich, der gegen Grippeviren wirksam ist. Er soll innerhalb von 48 Stunden die Vermehrung der Influenza-Viren eindämmen. Hier spielen auch wieder die Flavonoide eine Rolle. Sie können das Enzym Neurominidase hemmen, damit Viren gar nicht erst in die Zellen eindringen und sich dort vermehren können. Auf diesem Wege wirken die Holunderextrakte auch gegen Herpes-Viren. Nun wird weiter geforscht, ob sich diese antivirale Wirkung auf Aids-Viren übertragen lässt. Außerdem findet dieses Holunderkonzentrat Verwendung bei Erkrankungen der Venen und in der Krebstherapie.

Es ist schon erstaunlich, welche ausgezeichneten therapeutischen Möglichkeiten sanfte Medizin in sich birgt.

Holunderkernöl

Welche außerordentlichen Kräfte in jedem kleinsten Samenkörnchen stecken, können wir nur erahnen und letztendlich auch noch nicht mit wissenschaftlichen Methoden erklären. Die Wissenschaft ist jedoch heute bemüht, die messbaren Inhaltsstoffe vieler Samen und Kerne, so auch der Holundersamen, zu erforschen und für die Medizin nutzbar zu machen.

Die Wirksamkeit des aus dem Holundersamen gewonnenen Öls ist schon länger bekannt. So wurde es bereits in den zwanziger Jahren des 20. Jahrhunderts zur Behandlung verhärteter Geschwüre genutzt. Ähnlich wie das Nachtkerzenöl oder das Öl der Rose, des Borretsch, das Hanföl oder das Sanddornöl weist auch das Holunderkernöl mehrfach ungesättigte Fettsäuren auf. Ihre regenerierende Wirkung auf Hautirritationen macht sie besonders für die Kosmetikbranche interessant. Ebenso schützen sie die Haut vor UV- Strahlungen oder schädlichen Umwelteinflüssen. Des weiteren spielen diese Fettsäuren für zahlreiche Körperfunktionen eine wichtig Rolle, so beispielsweise für die Zellatmung.

Die Eigenschaften des Holunderkernöls, allergische Prozesse zu hemmen, gegen die Freien Radikalen (antioxydativ) zu wirken und die Regenerationsfähigkeit entzündeter Haut zu erhöhen, können allerdings erst dann medizinisch genutzt werden, wenn das Problem gelöst ist, wie der im Holunderkernöl enthaltene schädliche Wirkstoff Sambunigrin ausgeschaltet werden kann.

Erste Hilfe mit Holunder

Hilfe bei Asthma

Menschen, die unter Asthmaanfällen leiden, können das Homöopathikum Sambucus nigra vorsorglich in ihre Hausapotheke aufnehmen, um es bei Notfällen rasch zur Hand zu haben. Empfohlen wird bei akuten Asthmaanfällen die Potenz C9, die im Wechsel mit Brechwurzel „Ipekakuanha" C4 jede Stunde mit jeweils zwei Tabletten eingenommen wird. Asthma oder heftige Hustenanfälle, die um Mitternacht mit Atemnot auftreten und oft mit Erstickungsängsten verbunden sind, können durch die Einnahme von drei Tabletten Sambucus nigra C4 alle halbe Stunde gemildert werden. Auch bei Hustenkrämpfen oder Schwellungen der Bronchialschleimhaut kann das Mittel mit Erfolg eingesetzt werden. Gegen Asthma bei Kindern wird im allgemeinen Sambucus nigra D3 gegeben. Das Mittel darf auch Kleinkindern oder Säuglingen verabreicht werden, die Probleme mit den Bronchien, eine verstopfte Nase oder Schnupfen haben. Handelt es sich um eine Kehlkopfentzündung wie Pseudokrupp, die sich mit Nachtschweiß, heiserem Husten und pfeifendem Einatmen äußert, hilft dem Kind die Einnahme von drei Tabletten Sambucus nigra D6 im zeitlichen Abstand von je 3 Stunden.

Doch sollten Sie in schweren Fällen unbedingt den Arzt rufen und sich nicht scheuen, dies auch nachts zu tun.

Akute Zahnschmerzen

Zahnschmerzen pflegen sich oft dann einzustellen, wenn kein Zahnarzt in der Nähe ist – an Wochenenden, im Urlaub oder an Feiertagen. In solchen Fälle kann der Holunder hilfreich sein, wenn er Ihnen auch nicht den Weg zum Zahnarzt erspart. Früher sind die Menschen zum Holunderbaum gegangen und haben bei Zahnschmerzen in einen Holunderzweig gebissen; das sollen Sie natürlich nicht versuchen! Probieren Sie es lieber mit lauwarmem Holunderblütentee, mit dem Sie den kranken Zahn umspülen und den Sie so lange wie möglich im Mund behalten.

Ohrenschmerzen

Alle Schmerzen im Kopfbereich sind besonders intensiv und unangenehm, so beispielsweise auch Ohrenschmerzen, die auf jeden Fall in ärztliche Hände gehören. Bis zur Behandlung durch einen Arzt können Sie einen Tropfen lauwarmes Holunderöl oder einige Tropfen Holunderblütentee ins Ohr träufeln und damit zunächst den Schmerz lindern.

Sehr gut hilft die Kombination aus Wärme und den Wirkstoffen der Holunderblüten: Füllen Sie einige Holunderblüten in ein Stoffsäckchen (ein Waschhandschuh oder ein zusammengelegtes Stofftaschentuch tun es auch) und erwärmen Sie es im Backofen. Legen Sie das Blütensäckchen möglichst warm auf das erkrankte Ohr. Sie können bei anhaltenden Schmerzen das Blütensäckchen mehrmals erwärmen und erneut auflegen. Am besten fixieren Sie es mit einem breiten Stirnband oder Halstuch, damit es nicht verrutscht und damit die Wärme länger anhält.

Brandwunden

Bei leichten Verbrennungen können Breiumschläge aus Holunderblättern hilfreich sein. Diese Erfahrung machten schon unsere Großeltern oder Urgroßeltern, die sich auch in solchen Fällen der Heilkraft des Holunders bedienten.
Sie brauchen nur einige frische Holunderblätter und Milch. Walken Sie mit dem Nudelholz einmal kurz über die Blätter, um die Wirkstoffe freizusetzen und zerpflücken Sie die Blätter dann so klein wie eben möglich. Das geht auch ganz gut mit einer Schere. Schneiden Sie sie einfach in etwas Vollmilch hinein und kochen Sie die Blättermilch dann so lange, bis ein Brei entsteht. Dabei können Sie nach einigen Minuten Kochzeit wieder etwas nachhelfen und die Blättermasse mit dem Pürierstab zerkleinern. Den erkalteten Brei streichen Sie direkt auf die Haut oder auf ein dünnes Mull- oder Baumwolltuch und legen es dann auf die betroffenen Stellen auf. Lassen Sie das Ganze ruhig über Nacht einwirken und wiederholen Sie diese Anwendung bei Bedarf.

Da der Brei lokal den Stoffwechsel anregt, kann seine Verwendung auch bei Prellungen oder Schwellungen hilfreich sein.

Wunden und Verletzungen

Für Ihre Notfallapotheke können Sie sich ein Holunderrindenöl herstellen, das Sie bei Verbrennungen und zur Wundbehandlung bei eitrigen Geschwüren, Schürf- und Schnittverletzungen anwenden können.

Holunderrindenöl

500 g Leinöl aus der Apotheke

16 g Holunderrinde

Zubereitung

Vermischen Sie das Leinöl mit der Holunderrinde und kochen Sie die Mischung mehrere Minuten und lassen Sie sie dann abkühlen und durchziehen. Anschließend wird das Öl durchgefiltert und in Fläschchen umgefüllt.

Holunderheilmittel – selbst zubereitet

Überlieferte Standard-Zubereitungen

Holunderblütentee

Von alters her ist Holunderblütentee mit seiner entwässernden und blutreinigenden Wirkung als belebendes Frühjahrsgetränk bekannt. Darüber hinaus findet er bei grippalen Infekten oder Erkältungen als schweißtreibendes Mittel Verwendung. Außerdem fördert der Tee die Ausscheidung von Giftstoffen, was auch bei Gicht, Rheuma sowie bei Hautunreinheiten den Heilungsprozess fördert. Holunderblütentee schmeckt auch mit Holunderbeerensaft gemischt.

1-2 EL getrocknete Blüten

Zubereitung

Überbrühen Sie die Blüten mit 1/2 l kochendem Wasser, lassen Sie den Aufguss 10 Minuten ziehen und gießen Sie ihn dann durch ein Sieb.

Dosierung

Trinken Sie 3-4 Tassen täglich.

Tipp

Mischen Sie bei Fieber noch kühlende Pfefferminze und Schafgarbe hinzu oder verwenden Sie zu gleichen Teilen Ysop, Pfefferminze und Holunderblüten.

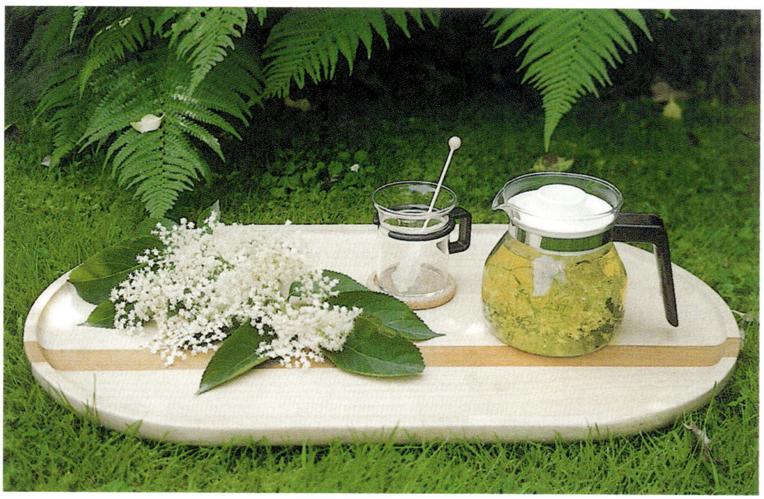

Holunderrindentee

Diese Abkochung kann bei Rheuma, Gicht, Stuhlträgheit, Blähungen, Harnverhalten und Wassersucht angewandt werden.

Zubereitung

2 EL Holunderrinde und/oder -wurzel

Setzen Sie Rinden- und Wurzelstücke in 1/2 l kaltem Wasser an, weichen Sie sie etwas ein und lassen Sie sie dann 10 Minuten leicht kochen. Filtern Sie den Tee anschließend durch.

Dosierung

Trinken Sie über den Tag verteilt 2 Tassen in kleinen Schlucken.

Hinweis

Diese Dosis darf keinesfalls überschritten werden! Bei größeren Einnahmemengen können Nebenwirkungen wie Durchfall oder andere Verdauungsbeschwerden auftreten.

Holunderblättertee

In der Volksmedizin spricht man dem Blätteraufguss eine abführende und schmerzlindernde Wirkung zu.

Zubereitung

15 g frische Blätter

Setzen Sie die Blätter in 1 l kaltem Wasser an, kochen Sie sie kurz auf und gießen Sie sie sofort durch ein Sieb.

Dosierung

Als Blutreinigungskur trinkt man regelmäßig 4 Wochen lang vor dem Frühstück eine Tasse Tee.

Hinweis

Ohne ärztliche Rücksprache sollten Sie von diesem Tee pro Tag nicht mehr als 2 Tassen trinken.

Holunder-Elixier

„Elixier“ bedeutet ursprünglich Zaubertrank, wussten Sie das?
Die Herstellung von Elixieren - Pflanzenauszügen auf Alkoholbasis - ist eine alte Tradition, die sich fortzusetzen lohnt. Das Holunder-Elixier erfrischt und stärkt unsere Lebensgeister, dient der Vorbeugung gegen Krankheiten und aktiviert den Wärmeprozess im Körper. Dadurch werden die Ausscheidungsprozesse über die Haut und Nieren angeregt und Giftstoffe schneller abtransportiert.

6-7 große getrocknete Holunderblütendolden

2 kg Holunderbeeren

1 Zitrone

1 Orange mit unbehandelter Schale

350 g weißen Kandiszucker

2 Flaschen (à 0,7 l) guten Weinbrand

Zubereitung

Drei Tage, bevor Sie die Holunderbeeren ernten, bürsten Sie die Zitrone und Orange unter warmen Wasser ab und trocknen sie hinterher mit einem Tuch. Schälen Sie sie hauchdünn und hängen Sie die Schalen an einem luftigen, nicht zu hellen Ort zum Trocknen auf.
Die Holunderbeeren streifen Sie mit der Gabel von den Stielen, zerstampfen sie etwas und füllen sie in eine große weithalsige Flasche. Geben Sie den Kandiszucker, die getrockneten Zitronen- und Orangenschalen sowie die nur noch an feinen Stielen haftenden Holunderblüten hinzu und übergießen Sie alles mit dem Weinbrand.
Nun werden die Flaschen verschlossen und an einem warmen, hellen Ort 8 Wochen stehen gelassen. Nach dieser Reifezeit gießen Sie das Ganze durch ein Mulltuch und füllen das fertige Elixier in dunkle Flaschen um.

Dosierung

Zur allgemeinen Stärkung reicht ein Likörgläschen Holunder-Elixier pro Tag. Sie können es aber auch mit Weißwein mischen, Punsch oder Grog damit anreichern oder direkt Punsch daraus bereiten, indem Sie das Elixier mit heißem Wasser übergießen.

Tipp

Es gibt auch Elixiere ohne Alkohol fertig zu kaufen. Sie enthalten eine Mischung aus Holunderblütensirup, Holunderbeersaft und Zitronensaft.

Frischer Holunderbeerwein

Bei Ischias, Rheuma oder Neuralgien sowie zur Blutbildung oder zur Blutreinigung kann der Wein gute Dienste leisten.

20 ml Saft aus frischen Holunderbeeren

2 EL Rotwein

Zubereitung

Vermischen Sie die beiden Zutaten miteinander.

Dosierung

Trinken Sie den Wein etwa 14 Tage lang, auf 2 mal am Tag verteilt, in kleinen Schlucken.

Hinweis

Bereiten Sie den Heilwein lieber täglich frisch zu, um Schimmelbildung zu vermeiden.

Wurzel-Heilwein

Der Heilwein hat sich in der Volksmedizin als blutreinigendes Therapeutikum bewährt. Er kann ebenso bei Nieren- und Blasenleiden und damit verbundenen Wasserstauungen im Körper oder als Mittel zur Darmreinigung Verwendung finden.

1 EL Holunderwurzel, gesäubert und zerschnitten

1 Flasche trockenen Weißwein

Zubereitung

Übergießen Sie die Holunderwurzel mit dem Weißwein und lassen Sie den Aufguss 10 Minuten köcheln. Danach lassen Sie ihn auf der Herdplatte abkühlen, filtern ihn anschließend und füllen ihn in Flaschen.

Dosierung

Trinken Sie 2-3 mal täglich ein kleines Likörgläschen von diesem Heilwein in kleinen Schlucken.

Hinweis

Auf die gleiche Art können Sie auch Wein aus Holunderrinde herstellen.

Holunderblütenwasser

Diese Holunder-Zubereitung regt den Stoffwechsel an und wirkt leicht abführend.

4 frische, von den dicken Stängeln befreite Holunderblütendolden

2 Msp. Weinsteinsäure

Zubereitung

Lassen Sie 1 l abgekochtes Wasser wieder abkühlen und verrühren Sie es mit der Weinsteinsäure. Gießen Sie es über die Blüten, lassen Sie den Aufguss einen Tag oder über Nacht ziehen und filtern Sie ihn dann durch.

Tipp

Dieses einfach herzustellende Blütenwasser kann auch, äußerlich angewandt, hervorragend als Gesichtstonikum oder bei Ekzemen gebraucht werden.

Holunderblätter-Umschlag

frische Holunderblätter

Zubereitung

Frische Holunderblätter werden auf dem Küchentisch etwas ausgebreitet und mit dem Nudelholz einmal kurz und ohne kräftigen Druck übergewalkt. Das hat den Sinn, dass die Wirkstoffe freigesetzt werden.

Tipp

Sie können die so vorbereiteten Blätter bei Ekzemen oder Abszessen auf die betroffenen Hautstellen auflegen. Wenn nötig, können Sie die Blätter auch mit einer Mullbinde fixieren und über Nacht einwirken lassen. Wie bei der Holundersalbe vermindern die Blätter Entzündungen und unterstützen die Regeneration der Haut.

Holunder-Heilsalbe (1)

Diese Wund- und Heilsalbe kann direkt oder mit einer Auflage auf Geschwüre, Ekzeme oder schlecht heilende Wunden gegeben werden. Überlieferungen zufolge soll die Salbe auch bei Tumoren wirksam sein.

15 g kleingeschnittene Holunderblätter

30 g Vaseline

Zubereitung

Geben Sie die Holunderblätter in einen Topf mit der vorab geschmolzenen Vaseline und lassen Sie das Ganze für einige Minuten brodeln.
Das Gemisch soll dann auf der Herdplatte abkühlen und anschließend 1-2 Stunden durchziehen.
Erwärmen Sie dann alles noch einmal, bis die Salbe flüssig geworden ist und füllen Sie sie dann durch ein Sieb in Cremedöschen ab.

Tipp

Ich selbst habe diese hervorragende Heilsalbe immer im Haus und verwende sie bei Schnitt- oder Schürfwunden. Sehr häufig profitiert auch meine etwas ungestüme Schäferhündin davon. So heilte bei ihr beispielsweise mit Hilfe der Salbe eine tiefe Schnittwunde unter dem Ballen rasch und ohne Probleme ab.

Holunder-Heilsalbe (2)

Eine ebenso ausgezeichnete Heilsalbe mit hohen Gerbstoffgehalt und gleichen Anwendungsmöglichkeiten lässt sich nach folgendem Rezept herstellen:

8 g Holunderblätter

12 g kleingeschnittene grüne Holunderrinde

24 g Leinöl (aus der Apotheke)

4 g Schweineschmalz (evt. Butterschmalz)

12 g Bienenwachs

Zubereitung

Ziehen Sie zunächst den Saft aus den Holunderblättern. Dies gelingt am leichtesten in einer Saftzentrifuge.
Falls Sie keine Zentrifuge haben, gehen Sie am besten folgendermaßen vor: Pürieren Sie die kleingeschnittenen Blätter mit 1-2 EL Wasser in einer Küchenmaschine, geben Sie das Blattmus in ein angefeuchtetes Mulltuch und pressen Sie es kräftig aus.
Geben Sie den Saft mit der Holunderrinde in das Leinöl, schütteln es kurz durch und lassen Sie das Ganze dann 4 Tage stehen. Anschließend filtern Sie die Flüssigkeit durch. Vermischen Sie das Öl mit dem aufgelösten Schweineschmalz und dem geschmolzenen Bienenwachs.
Füllen Sie die Salbe in Cremedöschen ab.

Tipp

Das Grundrezept können Sie auch sparsam mit ätherischen Ölen ergänzen, je nachdem, wofür Sie es verwenden wollen.

Holunderessig

Holunderessig stellt ein wirksames Mittel dar, um überschüssige Harnsäure abzutransportieren!

50 -100 g frische, von den Stielen befreite Holunderblüten

1/2 l Obstessig

Zubereitung

Füllen Sie die Holunderblüten in ein gut verschließbares Glas und übergießen Sie sie mit dem Obstessig. Lassen Sie den Holunderessig zwei Wochen in einem dunklen Raum ziehen.

Dosierung

Nehmen sie pro Tag 2 TL Holunderessig auf ein Glas zimmerwarmes Honigwasser und trinken Sie erst morgens und dann über den Tag verteilt jeweils ein Schlückchen, bis das Glas geleert ist.
Holunderessig bewährt sich auch bei Gicht und rheumatischen Beschwerden. Nehmen Sie in einem solchen Fall täglich 2 TL Holunderessig, mit einem Glas Honigwasser verdünnt, vor dem Frühstück zu sich.
Sie können Holunderessig ebenfalls zum Gurgeln bei Zahnfleischentzündungen, Halsschmerzen oder bei Mandelentzündungen verwenden.

Tipp

Holunderessig ist auch in der Küche vielseitig zu verwenden und geschmacklich eine willkommene Abwechslung. Da der Arbeitsaufwand wirklich gering ist, setzen Sie am besten gleich mehrere Flaschen an. Sie können auch noch variieren, indem Sie statt Obstessig Rot- oder Weißweinessig verwenden.

Holunderblüten-Umschlag

Dieser Umschlag hilft bei Ohrenschmerzen.

getrocknete Holunderblüten

Zubereitung

Füllen Sie ein Baumwollsäckchen mit getrockneten Holunderblüten und überbrühen Sie es anschließend mit heißem Wasser. Drücken Sie das Säckchen gut aus und legen Sie es lauwarm auf.

Holunder-Augenbad

Unsere Augen müssen heute viel leisten und mit zahlreichen unnatürlichen Bedingungen wie künstliche Lichtverhältnisse, Computerarbeit, Umweltverschmutzungen, Abgase u.a. zurechtkommen. Trockene Augen sind ein Zeichen dafür, dass der Organismus mit den Belastungen nicht mehr fertig wird. Da meist eine chronische (Selbst)Vergiftung zugrunde liegt, die durch Amalgam oder Umweltgifte, Darmstörungen oder falsche Ernährungsgewohnheiten verursacht sein kann, muss dem Auge auch von innen geholfen werden. Eine Ernährungsumstellung, d.h. mehr frische und mehr basische Kost, mehr Vitamine und der weitest mögliche Verzicht auf chemische Zusatz- und Schadstoffe, trägt zur Besserung bei. Äußerlich lindert ein Holunderaugenbad die Beschwerden und erfrischt müde, gereizte Augen.

Zubereitung

1 TL getrocknete Holunderblütendolden

Übergießen Sie die Holunderblüten mit einer Tasse kochendem Wasser. Anschließend lassen Sie den Aufguss 10 Minuten ziehen und filtern ihn dann sehr gründlich durch, damit keine Blütenkrümel in die Augen gelangen. Nehmen Sie dazu kein Teesieb, sondern einen Kaffeefilter oder ein Mulltuch.

Legen Sie bei entzündeten Augenlidern oder bei Bindehautreizungen einen mit dem abgekühlten Holunderblütenaufguss getränkten Wattebausch für fünfzehn Minuten auf.

Augendampfbad

Bei Grauem Star, einer Linsentrübung, geht häufig eine Nierenerkrankung voraus. Helfen Sie Ihren Nieren rechtzeitig, die zunehmenden Umweltgifte auszuscheiden. Äußerlich können Sie die Beschwerden mit einem Augendampfbad lindern.

Zubereitung

30 g Holunderblüten
20 g Baldrian
20 g Kamille
10 g Eisenkraut
1/2 l Weißwein

Mischen Sie die Kräuter und geben Sie 5 gestrichene EL davon in eine Schüssel. Erhitzen Sie den Weißwein und gießen Sie ihn über die Kräuter. Halten Sie den Kopf mit geschlossenen Augen etwa 10 Minuten über die aufsteigenden Dämpfe. Vielleicht legen Sie noch ein Handtuch über den Kopf, so wie Sie es vom Inhalieren bei Erkältungen gewohnt sind. Diese Mischung kann an einem Tag noch zweimal erwärmt werden.

Holunder-Lindenblütenfussbad

50 g Holunderblütendolden

50 g Lindenblüten

Zubereitung

Kochen Sie die Blüten 5 Minuten in 1 l Wasser und lassen Sie den Aufguss anschließend so weit abkühlen, bis die Temperatur Ihnen angenehm ist. Für Umschläge gießen Sie den Aufguss durch ein Sieb, für ein Fußbad können die Blüten auch im Wasser bleiben.

Dosierung

Bei schmerzenden Füßen tränken Sie zwei Tücher mit der Flüssigkeit und wickeln je ein Tuch um die Füße und um das Fußgelenk. Nun die Füße am besten hoch lagern und eine halbe Stunde ruhen.
Bei Fußschweiß können Sie die angegebenen Mengen auch verdoppeln und Ihre Füße in einer großen Schüssel in diesem Aufguss baden.

Holunder-Pfefferminzfussbad

8 frische Holunderblütendolden

5 EL frische Pfefferminze

Zubereitung

Kochen Sie die Blüten und die Pfefferminze mit 2 l Wasser in einem großen Topf einmal kurz auf. Lassen Sie das Ganze noch 15 Minuten ziehen und filtern Sie den Aufguss dann durch.

Dosierung

Das Fußbad sollte nur lauwarm angewendet werden und nicht länger als 15 Minuten dauern. Nach einem anstrengenden Arbeitstag tut es sicher gut, die müden, schmerzenden und vielleicht angeschwollenen Füße in diesem erfrischenden und zugleich schweißmindernden Bad zu beleben.

Heilkräuter-Teemischungen

Heilkräuter-Teemischungen werden nach ganz besonderen Gesichtspunkten zusammengestellt. Im Vordergrund steht das optimale Zusammenwirken der einzelnen Heilkräuter, damit sie sich in ihrer Wirkung auf den menschlichen Organismus ergänzen und unterstützen können. Ein anderes Kriterium ist der Geschmack und das Aussehen der Mischung. Ebenso müssen die Pflanzenwirkstoffe bestmöglich auf das Beschwerdebild des Patienten abgestimmt sein, damit ein Heilungserfolg eintreten kann.

Falls Sie medikamentös behandelt werden, ist es vor der Anwendung von Heilkräuter-Teemischungen erforderlich, dass Sie dies mit Ihrem Arzt absprechen. Sie laufen sonst Gefahr, ein völliges Durcheinander in Ihrem Körper zu verursachen oder gar einer eingeleiteten Therapie entgegenzuwirken.

Die hier vorgestellten Teemischungen basieren auf alten Überlieferungen und haben sich in der Praxis bewährt. Deshalb sind die Mengenangaben, die Zubereitungsart und auch die Dosierung von größter Bedeutung für ihre Wirksamkeit und Verträglichkeit. Also gehen Sie nicht nach dem Motto vor: Viel hilft viel! Denn unsachgemäß angewandt können auch Heilkräutertees negative Wirkungen haben.

Einzelne Heilkräuter kann man bei leichten Beschwerden und genauer Kenntnis über deren Ursachen schon eher im Alleingang versuchen und dadurch oft den Einsatz chemischer Medikamente vermeiden. Grundsätzlich ist jedoch zu sagen, dass auch bei vermeintlich leichten Beschwerden ein Arzt aufzusuchen ist, wenn nach einigen Tagen Selbstbehandlung keine merkliche Besserung eintritt. Es ist durchaus möglich, dass sich dahinter eine ernstzunehmende Erkrankung verbirgt.

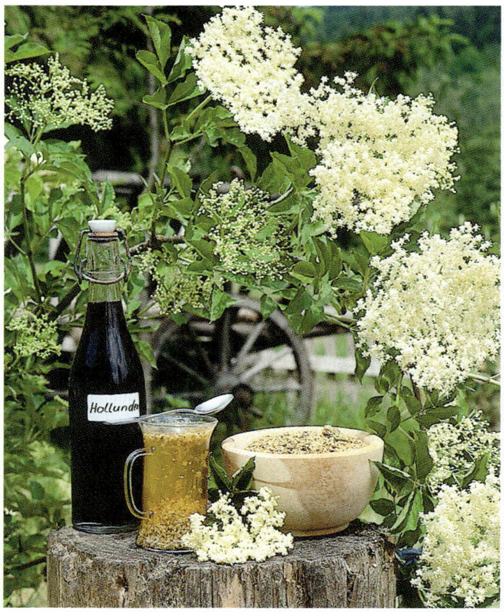

Übliche Heilkräuter – Teezubereitung

- Übergießen Sie 1-2 EL einer Teemischung mit 1/4 l kochendem Wasser und lassen Sie den Aufguss abgedeckt 10 Minuten ziehen.
- Anschließend gießen Sie den Tee durch ein Teesieb.
- Heilkräutertee trinken Sie in kleinen Schlucken und am besten ungesüßt oder mit etwas Honig.

Andere Zubereitungsarten sind in den jeweiligen Rezepten angegeben.

Die in den Rezepten enthaltenen Heilkräuter besorgen Sie sich am besten in der Apotheke. Sie können sich die jeweilige Kräutermischung direkt zusammenstellen lassen. Fremdländische und seltenere Kräuter wird man Ihnen dort aus der internationalen Apotheke bestellen. Das dauert meistens nicht länger als 1-3 Tage.

Im Folgenden finden Sie erprobte Heilkräuter-Teemischungen für vielerlei Beschwerden.

Heikräutertee gegen Erkältungskrankheiten und grippale Infekte

Mit dem Begriff Erkältung werden katarrhalische Infekte der oberen Luftwege umschrieben. Schlechtes Allgemeinbefinden, Appetitlosigkeit, Husten, Schnupfen, Halsweh und auch Fieber können unangenehme Begleitsymptome sein. Ausgelöst wird die Krankheit zumeist von mikroskopisch kleinen Viren, die sich rasch im Organismus vermehren.

In der Naturheilkunde können wir auf zahlreiche und hochwirksame Heilpflanzen zurückgreifen, deren Anwendung auf Jahrhunderte altem Wissen beruht. Ihre Wirkung wurde vielfach in der modernen Forschung bestätigt.

Erkältungstee - Variante 1

20 g Holunderblüten
20 g Weidenrinde
20 g Lindenblüten
10 g Mädesüßblüten
10 g Hagebuttenschalen
10 g Thymian

Zubereitung

Übergießen Sie 2 EL der Mischung mit 1/4 l kochendem Wasser. Lassen Sie den Tee 10 Minuten ziehen und filtern Sie ihn dann durch.

Dosierung

Von dem Tee können Sie mehrmals täglich 1 Tasse trinken.

Erkältungstee - Variante 2

25 g Holunderblüten
25 g Lindenblüten
20 g Weidenrinde
20 g Hagebutten mit Kernen
10 g feingeschnittene Pomeranzenschalen

Zubereitung

Übergießen Sie 1 EL der Mischung mit 1/4 l kochendem Wasser und lassen Sie den Aufguss 10 Minuten ziehen.

Dosierung

Von dem Tee können Sie mehrmals täglich 1 Tasse trinken.

Erkältungstee - Variante 3

25 g Holunderblüten
25 g Malve
20 g Lavendel
25 g Isländisches Moos
25 g Augentrost
20 g Breitwegerich
20 g Schafgarbe

▽ Zubereitung

Setzen Sie 1 EL der Mischung über Nacht in 1/4 l kaltem Wasser an. Kochen Sie den Ansatz morgens mit 2 EL Honig kurz auf und lassen Sie ihn dann 10 Minuten ziehen.

○ Dosierung

Von dem Tee können Sie 3 mal täglich eine Tasse trinken.

Erkältungstee - Variante 4

10 g Holunderblüten
30 g Hagebutten mit Kernen
10 g Lindenblüten

▽ Zubereitung

Übergießen Sie 1-2 EL der Mischung mit 1/4 l kochendem Wasser und lassen Sie den Aufguss 10 Minuten ziehen.

○ Dosierung

Von dem Tee können Sie mehrmals täglich 1 Tasse trinken.

Erkältungstee - Variante 5

15 g Holunderblüten
15 g Thymiankraut
15 g Huflattichblätter
10 g gestoßene Fenchelfrüchte (Fenchelsamen)
25 g Lindenblüten

▽ Zubereitung

Übergießen Sie 1-2 EL der Mischung mit 1/4 l kochendem Wasser und lassen Sie den Aufguss 10 Minuten ziehen.

○ Dosierung

Von dem Tee können Sie mehrmals täglich 1 Tasse trinken.

Erkältungstee - Variante 6

10 g Holunderblüten
5 g Erdbeerblätter
10 g Hagebutten mit Kernen
10 g Lindenblüten
15 g Melissenblätter
5 g Brombeerblätter

▽ Zubereitung

Übergießen Sie 1 EL der Mischung mit 1/4 l kochendem Wasser und lassen Sie den Aufguss 10 Minuten ziehen.

○ Dosierung

Von dem Tee können Sie mehrmals täglich 1 Tasse trinken.

Erkältungstee - Variante 7

10 g Holunderblüten
10 g Fieberkleeblätter
10 g Kamillenblüten
10 g Thymiankraut
10 g Augentrost
10 g Melissenblätter
10 g Tausendgüldenkraut

Zubereitung

Übergießen Sie 1 EL der Mischung mit 1/4 l kochendem Wasser und lassen Sie den Aufguss 10 Minuten ziehen.

Dosierung

Von dem Tee können Sie 3 mal täglich 1 Tasse trinken

Erkältungstee - Variante 8

10 g Holunderblüten
5 g gestoßene Fenchelfrüchte (Fenchelsamen)
10 g Hagebutten mit Kernen
10 g Hibiskusblüten
10 g Lindenblüten

Zubereitung

Übergießen Sie 1 EL der Mischung mit 1/4 l kochendem Wasser und lassen Sie den Aufguss 10 Minuten ziehen.

Dosierung

Von dem Tee können Sie 3 mal täglich 1 Tasse trinken

Erkältungstee - Variante 9

10 g Holunderblüten
10 g Augentrostkraut
10 g gestoßene Fenchelfrüchte (Fenchelsamen)
20 g Hagebutten mit Kernen

Zubereitung

Übergießen Sie 1 EL der Mischung mit 1/4 l kochendem Wasser und lassen Sie den Aufguss 10 Minuten ziehen.

Dosierung

Von dem Tee können Sie 3 mal täglich 1 Tasse trinken.

Tipp

Wenn Sie keinen Mörser zur Hand haben, drücken Sie die Fenchelfrüchte mit dem Esslöffel an einen Tassenrand. Es geht nur darum, dass die feste Hülse aufplatzt, damit die wertvollen Inhaltsstoffe besser gelöst werden können.

Erkältungstee - Variante 10

25 g Holunderblätter
20 g Wermutkraut
30 g Kamillenblüten
25 g Lindenblüten

Zubereitung
Übergießen Sie 1 EL der Mischung mit 1/4 l kochendem Wasser und lassen Sie den Aufguss 10 Minuten ziehen.

Dosierung
Von dem Tee können Sie 2-3 mal täglich 1 Tasse trinken.

Erkältungstee - Variante 11

30 g Holunderblüten
30 g Lindenblüten
10 g Pomeranzen-schalen
10 g Kamillenblüten
20 g Lindenblüten

Zubereitung
Übergießen Sie 1-2 EL der Mischung mit 1/4 l kochendem Wasser und lassen Sie den Aufguss 15 Minuten ziehen.

Dosierung
Von dem Tee können Sie mehrmals täglich 1 Tasse trinken.

Heilkräutertee gegen Husten und Bronchitis

Vor allem, wenn sie schon chronisch geworden ist, kann sich die Bronchitis in Schwäche, Müdigkeit, Kräfteverfall oder auch Mundgeruch äußern. Ohne ärztliche Behandlung können schwere Veränderungen an der Lunge auftreten, was im fortgeschrittenen Stadium an den sogenannten Trommelschlegelfingern zu erkennen ist. Bei Bronchitis kommt es zu Atembeschwerden, Druckgefühl in der Brust, Kopfschmerzen oder Erschöpfungszuständen, oft begleitet von Husten mit Auswurf.

Die Beschwerden können mit Heiltees aus den folgenden Kräutermischungen gelindert werden:

Heilkräutertee - Variante 1

20 g Holunderblüten
25 g Wegerich
20 g Edelkastanien-blätter
15 g Sonnentau
20 g Quendel

Zubereitung
Übergießen Sie 1 EL der Mischung mit 1/4 l kochendem Wasser und lassen Sie den Aufguss 15 Minuten ziehen.

Dosierung
Trinken Sie den Tee über den Tag verteilt in kleinen Schlucken.

Heilkräutertee - Variante 2

25 g Holunderblüten
20 g Sonnentaukraut
30 g Spitzwegerich
25 g Veilchenkraut

Zubereitung
Übergießen Sie 1 EL der Mischung mit 1/4 l kochendem Wasser und lassen Sie das Ganze 10 Minuten ziehen.

Dosierung
Von dem Tee können Sie 1-2 mal täglich je 1 Tasse trinken.

Heilkräutertee - Variante 3

25 g Holunderblüten
25 g Eibischblätter
20 g Thymian
10 g Anis
10 g Sonnentau

Zubereitung
Übergießen Sie 1 EL der Mischung mit 1/4 l kochendem Wasser und lassen Sie den Aufguss 15 Minuten ziehen.

Dosierung
Von dem Tee können Sie 2-3 mal täglich je 1 Tasse trinken.

Heilkräutertee - Variante 4

15 g Holunderblüten
15 g Bockshornkleesamen
10 g Fenchelfrüchte
25 g Lindenblüten
20 g Stiefmütterchen
35 g Veilchen

Zubereitung
Übergießen Sie 1 EL der Mischung mit 1/4 l kochendem Wasser und lassen Sie das Ganze 10 Minuten ziehen.

Dosierung
Von dem Tee können Sie 3 mal täglich je 1 Tasse trinken.

Heilkräutertee gegen Grippe

Virusgrippe macht sich durch Muskelschmerzen, allgemeine Schwäche, Frösteln, Kopf-, Hals- und Gliederschmerzen sowie durch Augenbrennen bemerkbar. Die Infektion mit Grippeviren kann vereinzelt erfolgen oder als Epidemie auftreten, die sich dann rasch ausbreitet. Bei einem unkomplizierten Krankheitsverlauf gehen die Beschwerden meist nach einer Woche zurück, obgleich der Körper noch Wochen braucht, um sich ganz davon zu erholen. Die Redewendung, eine Grippe dauere ohne Medikamente 7 Tage und mit Medikamenten (Antibiotika) 1 Woche, ist absolut treffend.

Sinnvoll ist es jedoch, die körpereigene Abwehr und die Ausscheidung von Giftstoffen zu fördern. Dies kann mit den beiden hier vorgestellten Tees geschehen, die Holunder und andere schweißtreibende Heilpflanzen wie Lindenblüten enthalten und sich in der Praxis bewährt haben.

Tee gegen Grippe - Variante 1

45 g Holunderblüten
50 g Huflattich
45 g Löwenzahnwurzel
25 g Lindenblüten
25 g Spitzwegerich

Zubereitung
Übergießen Sie 1 EL der Mischung mit 1/4 l kochendem Wasser und lassen Sie den Aufguss 10 Minuten ziehen.

Dosierung
Von dem Tee können Sie 3 mal täglich je 1 Tasse trinken.

Tee gegen Grippe - Variante 2

20 g Holunderblätter
25 g Angelikawurzel
25 g Kamille
20 g Lindenblüten
20 g Wollblume
30 g Johanniskraut
25 g Weidenblüten
30 g Aniswurzel
20 g Knoblauch

Zubereitung
Übergießen Sie 1 EL der Mischung mit 1/4 l kochendem Wasser und lassen Sie den Aufguss 10 Minuten ziehen.

Dosierung
Von dem Tee können Sie 2 mal täglich je 1 Tasse trinken.

Heilkräutertee zur Blutreinigung

Wie bereits beschrieben, dient die in Form einer Frühjahrskur durchgeführte Blutreinigung der Ausscheidung von Schlacken und Stoffwechselgiften, der Stärkung körpereigener Abwehrfähigkeit und dem Ausgleich von Mangelerscheinungen als Folge von einseitiger Ernährung.

Als vorzügliches Mittel hat sich hier der Holundersaft bewährt. Ergänzen können Sie ihn für Ihre Blutreinigungskur noch durch verschiedene Kräuterheiltees:

Blutreinigungstee - Variante 1

20 g Bockshornkleesamen
20 g Schafgarbekraut
20 g Faulbaumrinde
40 g Hauhechel
40 g Holunderblüten
20 g weiße Taubnessel

Zubereitung

Übergießen Sie 1 EL der Mischung mit 1/4 l kochendem Wasser und lassen Sie den Aufguss 10 Minuten ziehen.

Dosierung

Von dem Tee können Sie 3 mal täglich 1 Tasse trinken.

Blutreinigungstee - Variante 2

15 g Kamillenblüten
15 g Fenchel
20 g Melissenblätter
20 g Lindenblüten
25 g Holunderblüten
35 g Pfefferminze

Zubereitung

Übergießen Sie 1 EL der Mischung mit 1/4 l kochendem Wasser und lassen Sie den Aufguss 10 Minuten ziehen.

Dosierung

Von dem Tee können Sie 3 mal täglich 1 Tasse trinken.

Blutreinigungstee - Variante 3

15 g Holunderblüten
15 g Pfefferminze
15 g Ackerschachtelhalm
15 g Bohnenschalen
15 g Brennnesselblätter
15 g Sennesblätter
10 g Katzenpfötchen
10 g Sandelholz

Zubereitung

Übergießen Sie 1 EL der Mischung mit 1/4 l kochendem Wasser und lassen Sie den Aufguss 10 Minuten ziehen.

Dosierung

Von dem Tee können Sie 3 mal täglich 1 Tasse trinken.

Blutreinigungstee - Variante 4

25 g Holunderblüten
25 g Brennnesselkraut
25 g Schlehenblüten
45 g Birkenblätter

Zubereitung

Übergießen Sie 1 EL der Mischung mit 1/4 l kochendem Wasser und lassen Sie den Aufguss 10 Minuten ziehen.

Dosierung

Von dem Tee können Sie 2 mal täglich 1 Tasse trinken.

Blutreinigungstee - Variante 5

25 g Holunderblüten
25 g Bitterklee
25 g Brunnenkresse
25 g Löwenzahnwurzel
25 g Schafgarbe
25 g Sennesblätter
25 g Schlehenblüten

Zubereitung

Übergießen Sie 1 EL der Mischung mit 1/4 l kochendem Wasser und lassen Sie den Aufguss 10 Minuten ziehen.

Dosierung

Von dem Tee können Sie 3 mal täglich 1 Tasse trinken.

Blutreinigungstee - Variante 6

10 g Holunderblüten
55 g Faulbaumrinde
25 g Bohnenschalen
25 g Pfefferminze
15 g Süßholz
10 g Walnussblätter

Zubereitung

Übergießen Sie 1 EL der Mischung mit 1/4 l kochendem Wasser und lassen Sie den Aufguss 10 Minuten ziehen.

Dosierung

Von dem Tee trinken Sie morgens und abends je 1 Tasse.

Heilkräutertee gegen Asthma

Für Asthma charakteristisch sind immer wiederkehrende Anfälle von Atemnot, pfeifende Atemgeräusche und Lufthunger, verbunden mit Angstzuständen und Schweißausbrüchen. Asthma kann sich allmählich entwickeln, erblich bedingt sein oder als Folge von Bronchitis auftreten.

Oft sind Allergien gegen bestimmte Umwelteinflüsse Auslöser der Asthmaanfälle, so beispielsweise gegen Nahrungsmittelzusatzstoffe, gegen Tierhaare, Pollen, Schimmel o.ä. mehr. Auch seelische Hintergründe können bei Asthma eine Rolle spielen.

Zur Linderung der Beschwerden können Sie die folgenden beiden Teemischungen anwenden:

Asthmatikertee - Variante 1

25 g Holunderblüten
25 g Kümmel
25 g Veilchen
25 g Fenchelfrüchte
25 g Huflattich
20 g Spitzwegerich
20 g Isländisches Moos

Zubereitung

Übergießen Sie 1 EL der Mischung mit 1 Tasse kochendem Wasser und lassen Sie den Aufguss 10 Minuten ziehen.

Dosierung

Von dem Tee können Sie 3 mal täglich 1 Tasse trinken.

Asthmatikertee - Variante 2

25 g Holunderblüten
25 g Eibisch
25 g Thymian
25 g Baldrian
25 g Spitzwegerich

Zubereitung

Übergießen Sie 1 EL der Mischung mit 1 Tasse kochendem Wasser und lassen Sie den Aufguss 10 Minuten ziehen.

Dosierung

Von dem Tee können Sie 3 mal täglich 1 Tasse trinken.

Heilkräutertee gegen allgemeine Halsbeschwerden

Entzündungen des Kehlkopfes, Angina oder Rachenkatarrh können die Ursachen von Halsbeschwerden sein; ebenso kann es sich dabei um Begleiterscheinungen bei Lungenentzündungen, Grippe, Masern oder Bronchitis handeln. Sie können sich in Lymphknotenschwellung, Heiserkeit und Schluckbeschwerden äußern.

Die folgenden Tees können Ihnen Linderung verschaffen:

Tee gegen Halsbeschwerden - Variante 1

25 g Holunderblüten
15 g Veilchen
20 g Malvenblüten oder -blätter
25 g Salbei
30 g Spitzwegerich

Zubereitung
Übergießen Sie 3 EL der Mischung mit 1/2 l kochendem Wasser und lassen Sie den Aufguss 10 Minuten ziehen.

Dosierung
Von dem Tee können Sie täglich 1 Tasse trinken und mehrmals täglich damit gurgeln.

Tee gegen Halsbeschwerden - Variante 2

15 g Holunderblüten
20 g Huflattichblüten
15 g Schlüsselblumenblüten
20 g Salbei
15 g Spitzwegerich
15 g Johanniskraut

Zubereitung
Übergießen Sie 1 EL der Mischung mit 1/4 l kochendem Wasser und lassen Sie den Aufguss 10 Minuten ziehen. Süßen Sie den Tee mit Honig.

Dosierung
Den Tee können Sie tagsüber schluckweise trinken.

Tee gegen Halsbeschwerden - Variante 3

15 g Holunderblüten
20 g Anis
20 g Huflattichblüten
15 g Seifenkraut
10 g Veilchen

Zubereitung
Übergießen Sie 1 EL der Mischung mit 1/4 l kochendem Wasser und lassen Sie den Aufguss 10 Minuten ziehen. Süßen Sie den Tee mit Honig.

Dosierung
Den Tee können Sie tagsüber schluckweise trinken.

Heilkräutertee gegen Mandelentzündung

Angina und Mandelentzündungen sind oft mit Schüttelfrost, allgemeiner Schwäche und Fieber verbunden. Erreger sind in der Mehrzahl aller Fälle Streptokokken, seltener sind es Viren. Eine nicht ausgeheilte Angina kann ernsthafte Komplikationen nach sich ziehen, beispielsweise rheumatische Gelenkentzündungen, Entzündungen der Innenwand des Herzens oder Erkrankungen der Nieren.

Als heilendes Mittel hat sich der folgende Tee bewährt:

20 g Holunderblüten
25 g Bockshornkleesamen
20 g Salbei
25 g Schlüsselblumen

Tee gegen Mandelentzüngung

Zubereitung
Übergießen Sie 2 EL der Mischung mit 1/4 l kochendem Wasser und lassen Sie den Aufguss 10 Minuten ziehen.

Dosierung
Trinken Sie den Tee schluckweise über den Tag verteilt.

Heilkräutertee gegen Hexenschuss

Hexenschuss kann die verschiedensten Ursachen haben: chronische Entzündungen im Körper, Lungen- oder Nierenleiden, Nervenerkrankungen, Erkrankungen des Dickdarms, Wirbelverschiebungen und anderes mehr.

Gegen die Beschwerden hat sich die folgende Teemischung bewährt:

20 g Wacholderbeeren
20 g Wollkraut (Herba verbasci)
20 g Baldrianwurzel
10 g Angelikawurzel
10 g Holunderblüten
10 g Lindenblüten

Tee gegen Hexenschuss

Zubereitung
Übergießen Sie 2 EL der Mischung mit 1/4 l kochendem Wasser und lassen Sie den Aufguss 10 Minuten ziehen.

Dosierung
Von dem Tee können Sie mehrmals täglich 1 Tasse trinken.

Hinweis

In der Schwangerschaft sollte dieser Tee nur nach Rücksprache mit dem Arzt angewandt werden.

Heilkräutertee gegen Gürtelrose

Herpes zoster ist eine Viruserkrankung, die zu neuralgischen Schmerzen und zu bläschenartigen Hautveränderungen führt. Da sie zumeist in der Bauchgegend auftritt und einseitig vom Rücken wie ein Gürtel zur Mittellinie führt, wird diese Krankheit volkstümlich als Gürtelrose bezeichnet. Sie kann jedoch ebenso am Kopf, im Gesicht, an den Armen oder an den Oberschenkeln auftreten. Die Schmerzen sind heftig und bedürfen konsequenter ärztlicher Behandlung. Mit einer Trinkkur aus Holunderbeersaft können die Giftstoffe schneller ausgeschieden und die körpereigenen Abwehrkräfte gestärkt werden. Auch Enzympräparate, als Kur verabreicht, sind hilfreich; sprechen Sie Ihren Arzt darauf an.

Zur Förderung des Heilungsprozesses können Sie die folgende Teemischung anwenden:

Tee gegen Gürtelrose

30 g Holunderblüten
20 g Weidenrinde
20 g Johanniskraut
20 g Goldrutenkraut
10 g Brennnesselblätter

Zubereitung

Übergießen Sie 1 TL der Mischung mit 1 Tasse kochendem Wasser und lassen Sie den Aufguss 5 Minuten ziehen.

Dosierung

Von dem Tee können Sie 3 mal täglich 1 Tasse trinken.

Heilkräutertee gegen Verstopfung oder zur milden Darmreinigung

Bei Verstopfung kann in der Naturheilkunde auf zahlreiche wirkungsvolle Heiltees zurückgegriffen werden. Doch auch bei pflanzlichen Präparaten ist von dauerndem Gebrauch abzuraten; das gilt beispielsweise für Tees, die die stark reizenden Sennesblätter enthalten. Außerdem kann länger anhaltende Verstopfung (Obstipation) außer durch Ernährungsfehler oder Bewegungsarmut auch durch Krankheiten von Leber und Galle sowie durch Magenkatarrh oder psychovegetative Störungen verursacht sein und bedarf dann ärztlicher Betreuung.

Hilfreich bei Verstopfung sind die folgenden Teemischungen:

Tee gegen Verstopfung - Variante 1

10 g Holunderblüten
15 g gestoßene Fenchelfrüchte
10 g Süßholzwurzel
15 g gestoßene Anisfrüchte

Zubereitung

Übergießen Sie 3 TL der Mischung mit 1/4 l kochendem Wasser und lassen Sie den Aufguss 10 Minuten ziehen.

Dosierung

Von dem Tee können Sie morgens und abends vor dem Zubettgehen je 1 Tasse trinken.

Tee gegen Verstopfung - Variante 2

20 g Holunderblüten
10 g Süßholzwurzel
20 g Sennesfrüchte
20 g gestoßene Anisfrüchte

Zubereitung

Übergießen Sie 3 TL der Mischung mit 1/4 l kochendem Wasser und lassen Sie den Aufguss 10 Minuten ziehen.

Dosierung

Von dem Tee können Sie morgens und abends vor dem Zubettgehen je 1 Tasse trinken.

Hinweis

Dieser Tee ist für Kinder unter 12 Jahren nicht geeignet.

Tee gegen Verstopfung - Variante 3

25 g Holunderblüten
15 g Kamillenblüten
10 g Sennesblätter
5 g gestoßene Fenchelfrüchte

Zubereitung

Übergießen Sie 3 TL der Mischung mit 1/4 l kochendem Wasser und lassen Sie den Aufguss 10 Minuten ziehen.

Dosierung

Von dem Tee können Sie morgens und abends vor dem Zubettgehen je 1 Tasse trinken.

Hinweis

Dieser Tee ist für Kinder unter 12 Jahren nicht geeignet.

Heilkräutertee zur Entwässserung

Als Wassersucht bezeichnet man Ansammlungen von Blutflüssigkeit in den Körperhöhlen und in den Gewebespalten. Anschwellungen, sogenannte Ödeme, entstehen meist an den Knöcheln und an den Unterschenkeln. Bei einigen Nierenerkrankungen zeigen sich Ödeme auch im Gesicht, meist als morgendliche Schwellung um die Augen herum. Ärztliche Konsultation ist immer angezeigt, wenn die Beschwerden längere Zeit bestehen. Ursachen hierfür können beispielsweise Diabetes, Lymphstauungen oder Herzschwäche sein.

Entwässernde Wirkung haben die folgenden Teemischungen:

15 g Holunderblüten

10 g Ackerschachtelhalmkraut

10 g Brennnesselblätter

15 g Pfefferminzblätter

Tee zur Entwässerung - Variante 1

Zubereitung

Übergießen Sie 1 EL der Mischung mt 1/4 l kochendem Wasser und lassen Sie den Aufguss 10 Minuten ziehen.

Dosierung

Von dem Tee sollten Sie als Kur regelmäßig 3 mal täglich je 1 Tasse trinken.

15 g Holunderblüten

15 g Mateblätter

10 g Birkenblätter

10 g Kamillenblüten

10 g Brennnesselblätter

Tee zur Entwässerung - Variante 2

Zubereitung

Übergießen Sie 1 EL der Mischung mit 1/4 l kochendem Wasser und lassen Sie den Aufguss 10 Minuten ziehen.

Dosierung

Von dem Tee können Sie 3 mal täglich je 1 Tasse trinken.

Heilkräutertee gegen Wechseljahresbeschwerden

Gewöhnlich stellt sich die als Klimakterium bezeichnete Lebensphase der Frau zwischen dem 40. und dem 50. Lebensjahr ein. Die endokrinen (inneren) Drüsen produzieren von da an weniger Hormone, wodurch es zu zahlreichen unangenehmen Beschwerden kommen kann. Die allgemein als Hitzewallungen bekannten Schweißausbrüche können verbunden sein mit Schwindel, Atemnot, häufigem Harndrang, Depressionen oder Schlafstörungen; allerdings leiden nicht alle Frauen in gleicher Weise und Intensität unter diesen Symptomen.

In der Naturheilkunde werden verschiedene Therapien mit rein pflanzlichen Produkten angeboten, die diese unangenehmen Begleiterscheinungen wirkungsvoll mildern können. Dazu gehören auch die hier genannten Teemischungen.

Wechseljahrestee - Variante 1

15 g Holunderblüten
15 g Arnika
25 g Anis
10 g Baldrian
15 g Bruchkraut
25 g Faulbaumrinde
25 g Bohnenschale
25 g Hauhechel

Zubereitung

Übergießen Sie 1 TL der Mischung mit 1 Tasse kochendem Wasser und lassen Sie den Aufguss 10 Minuten ziehen.

Dosierung

Von dem Tee können Sie 1 mal täglich 1 Tasse nach dem Essen trinken.

Wechseljahrestee - Variante 2

25 g Attich
15 g Baldrian
15 g Süßholz
15 g Hirtentäschelkraut
15 g Schafgarbe
15 g Fenchelfrüchte
45 g Faulbaumrinde

Zubereitung

Übergießen Sie 1 TL der Mischung mit 1 Tasse kochendem Wasser und lassen Sie den Aufguss 10 Minuten ziehen.

Dosierung

Von dem Tee können Sie 1 mal abends 1 Tasse trinken.

Heilkräutertee gegen Rippenfellentzündung

Rippenfellentzündung kann die Folge einer Lungenentzündung, einer Lungenembolie oder auch einer chronischen Bronchitis sein. Auch verschiedene Bakterien können eitrige Rippenfellentzündungen verursachen. Symptome dieser Krankheit sind Appetitverlust, Schwäche, Seitenstechen oder Engegefühl in der Brust, hohes Fieber, schwach tastbarer und schneller Puls sowie Atemnot.

Therapiebegleitend kann Heilkräutertee die Beschwerden lindern.

30 g Holunderwurzel
30 g Glaskraut
20 g Kamille
30 g Mädesüß
5 g Jasminum bifarium

Teemischung

Zubereitung
Übergießen Sie 2 TL der Mischung mit 1/4 l kochendem Wasser und lassen Sie den Aufguss 10 Minuten ziehen.

Dosierung
Von dem Tee können Sie 2 mal täglich 1 Tasse trinken.

Hinweis

Glaskraut, botanisch Parietaria judaica, ähnelt der Brennnessel und ist hauptsächlich im gesamten Mittelmeerraum zu Hause.

Heilkräutertee gegen Fettsucht

Von Fettsucht spricht man bereits bei einem Übergewicht von 20 kg. Sie kann verschiedene Ursachen haben, so beispielsweise psychische Labilität, Schilddrüsenerkrankungen oder falsche Ernährung. Fettsucht kann eine Vielzahl von Beschwerden nach sich ziehen: Einschränkung von Atmung und Herztätigkeit, Krampfadern und offene Beine, erhöhter Blutdruck oder Zuckerkrankheit.

Die folgende Teemischung wirkt insgesamt entschlackend, blutreinigend und blähungswidrig.

25 g Holunderblüten
25 g Sennesblätter
20 g Süßholz
25 g Faulbaumrinde
20 g Anis
15 g Fenchelfrüchte

Teemischung

Zubereitung
Übergießen Sie 1 TL der Mischung mit 1 Tasse kochendem Wasser und lassen Sie den Aufguss 10 Minuten ziehen.

Dosierung
Von dem Tee können Sie morgens und abends 1 Tasse trinken.

Heilkräutertee bei Gicht und Rheuma

Gicht ist mit Symptomen wie Gelenkschwellungen, hitziger Erwärmung und Schmerzempfindlichkeit bei Berührungen und Bewegungen verbunden. Im späten Stadium dieser Krankheit entstehen Knoten (Gelenktophi), die zu Versteifungen führen.

Wie Gicht ist auch Rheuma eine Zivilisationskrankheit, bei der die Ursache meist darin liegt, dass der Organismus stark übersäuert und verschlackt ist. Heilkräuter können den Krankheitsverlauf günstig beeinflussen, da sie den Gesamtstoffwechsel aktivieren und die Entgiftung fördern. Doch jeder Betroffene sollte unbedingt auch seine Ernährung überdenken und, wo dies möglich ist, selbst zu einer Veränderung krankheitsfördernder Gewohnheiten beitragen.

Die folgende Teemischung hat sich bei Gicht und Rheuma bewährt.

TEEMISCHUNG

15 g Attich
35 g Brennnesselblätter
15 g Blutwurz
15 g Johanniskraut
35 g Schließgras
25 g Schachtelhalmkraut
25 g Pfingstrose

Zubereitung

Übergießen Sie 2 EL der Mischung mit 1 l kochendem Wasser und lassen Sie den Aufguss 10 Minuten ziehen.

Dosierung

Den Tee können Sie über den Tag verteilt schluckweise trinken.

Holunder-Pflegemittel für die Haut

Unsere Haut ist ein äußerst differenziertes Sinnesorgan, das mit der großen Fläche von 2 m^2 unseren Körper wie eine schützende Hülle umgibt. Sie steht mit den Nerven und Organen in Wechselbeziehung und reagiert auf innere wie auch auf äußere Reize sehr sensibel. Wir kennen das, wenn man vor Schreck ganz blass wird oder vor Scham errötet oder wenn einem vor Angst der Schweiß ausbricht. Sie ist eben eine „ehrliche Haut“, die uns nicht belügt. Wann immer wir über die Stränge geschlagen haben, die Haut lässt es uns wissen. Wenn seelischer Kummer an uns nagt, anhaltender Stress an die Substanz geht oder wir über eine längere Zeit Raubbau mit unseren Kräften getrieben haben, können wir dies an der Beschaffenheit unserer Haut sehen. Pickel, Pusteln und Falten sind ein Hinweis darauf, dass wir unsere Lebens- und Ernährungsgewohnheiten überprüfen und zugleich unsere Haut selbst besser behandeln sollten. Es geht darum, sie von innen zu ernähren, d.h. ihr die notwendigen Vitalstoffe zuzuführen und sie äußerlich zu pflegen.

Bei immer wiederkehrenden oder bestehenden Hautunreinheiten sollten Sie zuerst daran denken, den Organismus von alten Schlacken zu befreien; dies kann sehr gut mit einer Holundersaftkur geschehen. Gleichzeitig sollten Sie darauf achten, weniger Weißmehlprodukte, Süßigkeiten, Alkohol oder Kaffee zu sich zu nehmen. Äußerlich helfen Gesichtsdampfbäder oder Gesichtswasser, das Hautbild zu verbessern. Auch Cremes mit Holunderblüten sind ausgezeichnet bei Hautunreinheiten und bei sensibler Haut. Sie können Holundercremes kaufen oder nach dem folgenden Rezept selbst herstellen. Bedenken Sie jedoch, dass selbstgerührte Cremes nicht konserviert sind und somit nicht länger als 3-4 Wochen haltbar sein können. Am besten werden sie im Kühlschrank aufbewahrt. Um Verunreinigungen mit Bakterien möglichst gering zu halten, können Sie sich eine kleine Menge der fertigen Creme in ein zweites Döschen abfüllen. Dieses steht dann für den täglichen Gebrauch im Bad zur Verfügung und Sie füllen es nach Bedarf wieder auf. Gesichtswasser ohne Alkohol können Sie bei kühler Aufbewahrung ca. 4 Tage lang benutzen.

Gesichtsdampfbad

1 Hand voll Holunderblüten

Zubereitung

Übergießen Sie die Holunderblüten in einer großen Schüssel mit 2 l kochendem Wasser. Halten Sie den Kopf etwa 10 Minuten über die Dämpfe und lassen Sie die Inhaltsstoffe auf die Gesichtshaut wirken. Am besten geht dies, wenn Sie den Kopf mit einem Handtuch bedecken. Unreiner Haut bekommt das Gesichtsdampfbad besonders gut. Zugleich wirken die ätherischen Öle wohltuend auf die Atemwege und auch überanstrengte, müde Augen profitieren davon.

Tipp

Variieren und ergänzen können Sie das Dampfbad auch mit anderen Kräutern wie beispielsweise Lavendel, Kamille oder Schafgarbe.

Kompresse

1 Hand voll Holunderblüten

Zubereitung

Übergießen Sie die Holunderblüten mit 1 l kochendem Wasser und lassen Sie den Aufguss 10 Minuten ziehen. Anschließend filtern Sie ihn durch ein Sieb. Tauchen Sie ein Tuch in den abgekühlten Holunderblütenaufguss, wringen Sie es aus und legen Sie es als Kompresse auf das Gesicht. Empfindliche Haut wird durch eine kalt aufgelegte Kompresse entspannt und erfrischt. Außerdem beugt sie Hautunreinheiten vor.

Tipp

Mit Hamameliszusatz wirkt die Holunderkompresse gleichzeitig adstringierend (zusammenziehend), was bei großporiger Haut wünschenswert ist.

Hautöl

6 Holunderblütendolden

600 ml Olivenöl

Zubereitung

Erwärmen Sie das Olivenöl und geben Sie die Holunderblüten hinein. Lassen Sie das Ganze ruhig einige Stunden durchziehen und filtern Sie dann ab.

Tipp

Das Öl eignet sich zur Pflege bei empfindlicher irritierter Haut, aber auch als Mittel zum Einreiben bei schmerzenden Narben oder empfindlichen Brüsten.

Gesichtswasser

3 Hand voll Holunderblüten

Saft einer halben Zitrone

Zubereitung

Übergießen Sie die Holunderblüten mit 1/4 l kochendem Wasser und lassen Sie das Ganze 24 Stunden abgedeckt stehen.
Dann filtern Sie den Aufguss durch und geben den durchgesiebten Zitronensaft hinzu. Füllen Sie alles in eine dunkle Flasche um und bewahren Sie das Gesichtswasser kühl auf.
Zur Behandlung unreiner fettiger Haut reiben Sie das Gesicht täglich sanft damit ab.

Hinweis

Wer unter Akne oder Mitessern leidet, kann sich auch folgendes Holundergesichtswasser herstellen:

Bereiten Sie aus Holunderblüten einen kräftigen Aufguss (Tee) und vermischen Sie dann 4 Teile Tee mit 1 Teil Hamameliswasser. Das bekommen Sie in der Apotheke. Besonders Hamamelis wirkt zusammenziehend, durchblutungsfördernd und entzündungshemmend, was sich mit den Inhalten der ätherischen Öle in den Holunderblüten wunderbar ergänzt.

Creme

5 g Bienenwachs

15 g Lanolin anhydid (nat. Wollwachs)

40 g Mandelöl

40 g Holunderblüten - Teeaufguss

Zubereitung

Bereiten Sie aus Holunderblüten wie gewohnt einen Teeaufguss und lassen Sie das Ganze 10 Minuten ziehen. Zwischenzeitlich erwärmen Sie die Fettanteile im Wasserbad bei ca. 65°, bis sie geschmolzen sind.
Anschließend nehmen Sie das Fett von der Herdplatte, rühren um und gießen den Holundertee in dünnem Strahl hinzu. Dabei kräftig rühren, bis die Masse abkühlt und dabei eine cremige Konsistenz annimmt.
Anschließend füllen Sie die Creme in ein Cremedöschen ab, versehen es mit dem Herstellungsdatum und bewahren es im Kühlschrank auf. Die Creme ist bei Mischhaut, die zu Unreinheiten oder zu Pickeln neigt, besonders zu empfehlen.
Wenn Sie auf ätherische Öle nicht allergisch reagieren, können Sie Ihre Creme auch mit 1-2 Tropfen ätherischem Öl ergänzen, indem Sie Ihren Lieblingsduft unter die abgekühlte Creme rühren.

Cremebad

Das Cremebad ist im Handumdrehen fertiggestellt, aber trotzdem sehr wirkungsvoll. Es pflegt die Haut und macht sie weich und geschmeidig.

Zubereitung

4 EL nicht entrahmte Trockenmilch

100 g Holunderblüten

Geben Sie das Gemisch in ein Baumwollbeutelchen, das Sie während des Badens ins Badewasser hängen. Falls sie keinen Beutel parat haben, tut es auch ein Stück Perlonstrumpf oder ein Waschhandschuh. Die optimale Badezeit beträgt 15-20 Minuten.

Blütensalbe

Zubereitung

4 g Bienenwachs

40 ml selbst hergestelltes Hautöl ***(siehe Seite 81)***

Ätherisches Öl nach Bedarf

Erwärmen Sie Bienenwachs und Holunderblütenöl im Wasserbad bei ca. 65°, bis sie geschmolzen sind und lassen Sie das Ganze unter gelegentlichem Umrühren abkühlen. In die handwarme Salbe geben Sie einige Tropfen ätherisches Öl und füllen Sie sie dann in kleine Tiegel ab. Je nachdem, mit welchen ätherischen Ölen (hautberuhigend und pflegend wirken beispielsweise Lavendel, Bergamotte oder Rose) Sie die Salbe anreichern, können Sie den Anwendungsbereich variieren. Die Salbe kann aber auch ohne zusätzliche ätherische Öle verwendet werden; das Holunderöl erzeugt ein angenehmes Hautgefühl.
Die Holunderblütensalbe ist besonders in der kalten Jahreszeit zu empfehlen. Da keine Wasseranteile enthalten sind, ist sie auch einige Monate haltbar.

Haarlotion

Wenn Sie sich eine Haarlotion für geschmeidiges kräftiges Haar selbst herstellen wollen, gehen Sie folgendermaßen vor:

Zubereitung

30 g getrocknete Holunderblüten

1 EL Eau de Cologne

1 EL Glyzerin

Übergießen Sie zunächst die Holunderblüten mit 1/2 l kochendem Wasser und lassen Sie den Aufguss 10 Minuten ziehen. Nach dem Abkühlen vermischen Sie 8 EL Holundertee mit dem Eau de Cologne und dem Glyzerin. Das Ganze schütteln Sie gut und füllen es in ein Fläschchen ab. Diese Lotion massieren Sie nach dem Haare waschen in die Kopfhaut ein und kämmen das Haar anschließend gut durch.

Gesunde Ernährung mit Holunder

Wissenswertes über gesunde Ernährung

Wenn wir uns unsere Gesundheit erhalten wollen, müssen wir unseren Organismus stärken und schützen. Und wenn wir von unserem Körper volle Leistung erwarten, müssen wir ihm alle die Stoffe zuführen, die er benötigt. Falls dem Körper auch nur ein Vitamin, ein Mineralstoff oder ein Enzym fehlt, können bestimmte Biosynthesen, die jede Sekunde in allen Zellen stattfinden, nicht korrekt oder – im schlimmsten Falle – überhaupt nicht erfolgen. Wenn erste Anzeichen wie Müdigkeit, Lustlosigkeit, Gereiztheit oder Konzentrationsschwäche auftauchen, dann sollte man sie als Hinweis ernst nehmen und einmal schauen, was dem Körper fehlen könnte, und was man tun könnte, um wieder fit und vital zu werden.

Außer Bewegung oder frischer Luft kommt in diesem Zusammenhang der gesunden, vollwertigen Ernährung eine bedeutende Rolle zu; dies findet leider in unserer Gesellschaft viel zu wenig Beachtung. Bei vielen Menschen ist der Griff zu Fertiggerichten oder Mikrowellenessen an der Tagesordnung und oft wird auch der gute Vorsatz nicht eingelöst, wenigstens am Wochenende etwas Frisches und Gesundes zu kochen. Sicher ist es nicht verwerflich, ab und zu einmal auf Fastfood, Fertiggerichte oder Konserven zurückzugreifen, aber auf Dauer kann es einem dabei nicht gut gehen. In solch nährstoffarmer Nahrung findet der Körper einfach nicht genug, worauf er aufbauen kann. Natürlich macht nicht gleich die eine Tütensuppe, die eine Tafel Schokolade oder eine in Hast gegessene Currywurst krank, sondern es ist die Summe dessen, was wir uns zumuten. Wenn wir im Interesse unserer Gesundheit etwas ändern wollen, brauchen wir nur einmal unseren normalen Tagesablauf eine Woche bewusst zu beobachten. Dann merken wir schnell, was da an Ernährungssünden und überflüssigen belastenden Gewohnheiten zusammenkommt.

Wenn wir wollen, können wir schon mit kleinen Schritten etwas verändern und täglich ein wenig gesünder leben und essen. Das beginnt damit, dass wir öfter als bisher frisches Obst und frisches Gemüse zu uns nehmen, ohne diese zuvor unnötig lange zu lagern und dass wir auch auf kochfertig geputztes und zerkleinertes Gemüse verzichten; denn in diesen Packungen wimmelt es von Bakterien und Pilzen. Weiter sollten wir Gemüse nicht „totkochen“ oder gar die lebensnotwendigen Vitamine mit dem Kochwasser fortgießen. Außerdem ist es sinnvoll, wenn wir weniger tierische Eiweiße zu uns nehmen, die hauptverantwortlich sind für Arterienverkalkungen, als deren Folge sich Herz- und Kreislaufbeschwerden einstellen. Schokolade und andere Süßigkeiten als Nerven- oder Seelennahrung bringen auch nur vorübergehend Lust. Ihr Genuss endet in Frust, wenn die in ihnen enthaltenen Glücksbotenstoffe in ihrer Wirkung nachlassen und die Figur sichtbar leidet. Außerdem fördern sie Pilzwachstum im Körper, was zu Darmerkrankungen, Müdigkeit, Abgeschlagenheit oder Gelenkschmerzen führen kann. Beachtet werden sollte ebenfalls, dass Kaffee ein starker Säurebildner ist; das gleiche gilt beispielsweise für Quark, Käse, Zucker und Teigwaren. Viele Menschen nehmen überwiegend säurebildende Nahrungsmittel zu sich; nötig bei der Ernährung ist jedoch ein ausgewogenes Verhältnis zwischen säure- und basenbildenden Lebens- oder Genussmitteln; zu letzteren gehören Obst und Gemüse aller Art, Molke, Buttermilch oder Soja.

Und natürlich spielt der Holunder ist diesem Zusammenhang eine besondere Rolle. Auch wenn ich Gefahr laufe, mich zu wiederholen: Holunder als Kompott, Mus, Saft oder in jeglicher anderen Zubereitungsform hat einen hohen gesundheitlichen Wert.

Mit den in diesem Buch enthaltenen Informationen über die wertvollen Bestandteile des Holunders hoffe ich, Sie dazu angeregt zu haben, sich selbst mit dieser Frucht zu befassen, sie zu sammeln, zu verarbeiten und auf vielfältige Weise zu nutzen und zu genießen.

Der Holunderstrauch steht uns für kulinarische Köstlichkeiten zweimal im Jahr zur Verfügung: Im Mai/Juni zur Blütezeit und wieder im Spätsommer, wenn die violett-blauen Beeren reif sind. Wenn wir uns erst einmal an diesen Rhythmus gewöhnt haben, wird es schon bald eine liebgewonnene Gewohnheit sein, zu diesen Zeiten in die Natur hinauszugehen und Blütendolden zu pflücken oder Holunderbeeren zu sammeln, um daraus gesunde und wohlschmeckende Dinge herzustellen. Freuen Sie sich darüber, dass es noch Nahrungsmittel gibt, die nicht verstrahlt oder gespritzt sind und frisch vom Strauch auf den Tisch kommen dürfen.

Und denken Sie daran: der nächste Winter mit seiner Kälte und regelmäßigen Grippewelle kommt bestimmt. Doch Sie haben es gut, wenn Sie sich vorher mit Holunderbeersaft dafür gerüstet und Ihre Abwehrkräfte gestärkt haben. Wenn´s dann draußen stürmt oder schneit, machen Sie es sich zu Hause mit heißem Holunderpunsch gemütlich und wecken so Ihre Lebensgeister. Im Frühjahr oder Herbst versuchen Sie dann einmal die Holundersaftkur zur Blutreinigung und im Sommer löschen Sie Ihren Durst mit der erfrischenden Holunderlimonade. Sie werden sehen, der Holunder kann Sie zu jeder Jahreszeit erfreuen!

Und auf alle Fälle verhilft Ihnen das Sammeln der Blüten und Beeren zugleich auch zur Bewegung an der frischen Luft und zum Entdecken der Gaben und Schönheiten der Natur.

Rezepte

Gelees

Holunderblütengelee mit Apfel

Der Geschmack des Holundergelees wird von der Menge der Blütendolden bestimmt. Sie können mehr, aber auch weniger als angegeben verwenden.

15 Holunderblütendolden

3/4 l Apfelsaft

1 kg Gelierzucker

Zubereitung

Schütteln Sie die Blüten gut aus, um Staub und Ungeziefer zu entfernen. Das Waschen der Blüten ist an sich nicht erforderlich. Legen Sie die Blüten kopfüber in eine flache Schüssel und begießen Sie sie mit Apfelsaft, so dass nur die Dolden, nicht die Stielenden bedeckt sind. Lassen Sie alles einen Tag lang durchziehen. Anschließend sieben Sie die Mischung durch und messen den aufgefangenen Saft ab. Fügen Sie den Gelierzucker hinzu und bringen Sie das Ganze in einem Topf zum Kochen. Lassen Sie das Gelee 4 Minuten sprudelnd kochen und füllen Sie es danach sofort in vorbereitete Gläser.

Holunderblüten-Stachelbeergelee

Im Juni, wenn die Holunderblüte ihren Höhepunkt erreicht, beginnt auch die Stachelbeersaison.

10-12 Holunderblüten

2,5 kg rote Stachelbeeren

1/4 Tasse Zitronensaft

Zucker

Zubereitung

Lassen Sie die Stachelbeeren in einem Topf mit 2 Tassen Wasser etwa 45 Minuten köcheln. Anschließend soll die heiße Fruchtmasse durch ein Tuch ablaufen, ca. 12 Stunden oder am besten über Nacht. Messen Sie den Saft ab (ergibt ungefähr 2 Liter) und berechnen Sie auf 2 Tassen Saft 1 Tasse Zucker.

Zucker und Zitronensaft erhitzen Sie in einem Topf unter Rühren, bis sich der Zucker aufgelöst hat. Dann gießen Sie den Fruchtsaft dazu und lassen das Ganze erneut aufkochen. Geben Sie die Holunderblüten in ein großes Reis- oder Teesieb (ein Stück Mulltuch geht auch) und legen Sie sie so in die Fruchtmischung. Lassen Sie die Flüssigkeit kochen, bis der Gelierpunkt erreicht ist. Anschließend entfernen Sie die Blüten wieder und füllen das Gelee noch heiß in Gläser.

Holunderbeer-Apfelgelee

Die Mischung Holunder – Apfel ergibt ein schönes klares, dunkelrotes Fruchtgelee. Falls Sie die kleinen Holzäpfel im Garten haben, können Sie diese für das folgende Rezept verwenden.

1 kg reife entstielte Holunderbeeren
1 kg Äpfel
3 Tassen Zucker
2 EL Zitronensaft

Zubereitung

Geben Sie die geschälten und kleingeschnittenen Äpfel mit den Holunderbeeren in einen Topf. Die Früchte knapp mit Wasser bedecken und ca. 20 Minuten kochen.
Anschließend lassen Sie die heiße Fruchtmasse durch ein Tuch ablaufen, am besten über Nacht. Messen Sie den Saft ab (ergibt ungefähr 3 Liter) und berechnen sie auf 2 Tassen Saft 1 Tasse Zucker. Nun geben Sie den Zukker in einen Topf, fügen den Zitronensaft hinzu und erhitzen das Ganze unter Rühren, bis sich der Zucker aufgelöst hat und zu brodeln beginnt. Dann gießen Sie den Fruchtsaft dazu und kochen erneut auf. Weitere 15 Minuten kochen lassen, bis der Gelierpunkt erreicht ist. Schöpfen Sie zwischendurch den Schaum ab. Füllen Sie das Gelee noch heiß in Gläser.

Holunderbeer-Weissdorngelee

1 kg Weißdornbeeren
1 kg Holunderbeeren
1 kg Gelierzucker
2 EL Zitronensaft

Zubereitung

Kochen Sie die Beeren getrennt (wegen der unterschiedlichen Garzeiten) in wenig Wasser weich. Wenn sie zu Mus gekocht sind, lassen Sie sie jeweils durch ein Mulltuch ablaufen und fangen Sie den Saft auf. Mischen Sie Holundersaft und Weißdornsaft, messen Sie ihn ab und vermischen Sie ihn im Verhältnis 1:1 mit dem Gelierzucker. Geben Sie die Zitrone zu und lassen Sie die Flüssigkeit kochen, bis der Gelierpunkt erreicht ist. Füllen Sie das Gelee noch heiß in Gläser.

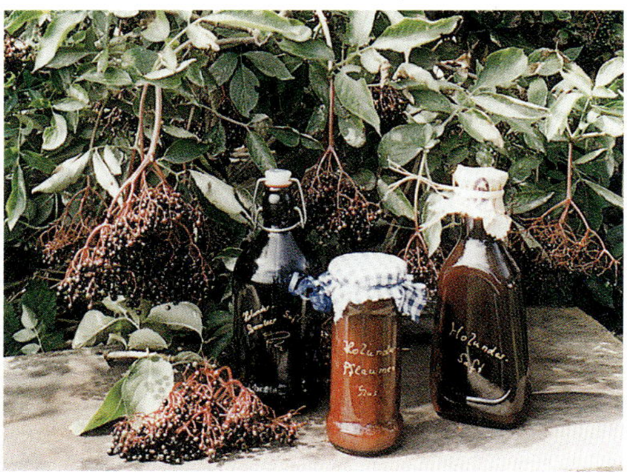

Marmeladen

Die nun folgenden Marmeladenrezepte stammen aus alten Rezeptbüchern vom Anfang des Jahrhunderts. Hält man sich beim Kochen exakt an die vorgegebenen Wassermengen, kann auf jede Gelierhilfe verzichtet werden; es genügt dann normaler Haushaltszucker.

Aufpassen müssen Sie nur beim Kochen der verschiedenen Obst- oder Beerensorten. Sie werden separat mit unterschiedlichen Wassermengen gekocht, da sie auch unterschiedliche Garzeiten und variable Eigenanteile an Flüssigkeiten aufweisen. Später, nach dem Abwiegen, wird das Fruchtmus zusammengerührt und mit Zucker aufgekocht. Es ist an sich schon fest, da wenig Wasser enthalten ist. Allerdings benötigen wir Zucker zum Konservieren und um den Geschmack abzurunden.

Holunderbeer-Hagebuttenmarmelade

750 g Holunderbeeren

1 kg Hagebuttenfrüchte

600 g Zucker

Zubereitung

Kochen Sie die Holunderbeeren in 1/4 l Wasser etwa 3 Minuten lang. Befreien Sie die Hagebuttenfrüchte von den Kelchzipfeln und kochen Sie sie in 1/8 l Wasser (gut bemessen) einige Minuten lang weich. Anschließend streichen Sie jede Fruchtsorte durch ein Sieb (die störenden Kerne der Hagebutten bleiben dabei im Sieb zurück) und wiegen das Mus ab. Sie erhalten je Fruchtsorte etwa 600 g Mus, insgesamt also 1200 g. Fügen Sie Zucker hinzu (entsprechend der Hälfte des Gesamtgewichtes an Mus, in diesem Fall also 600 g Zucker), kochen Sie das Mus noch einmal auf und füllen Sie es heiß in Schraubgläser.

Holunderbeer-Weissdorn-Berberitzen-Kürbis-marmelade

490 g Weißdornbeeren

200 g Holunderbeeren

95 g Berberitzenfrüchte

280 g Kürbis

Zucker

Zubereitung

Kochen Sie die Weißdornbeeren in 1/8 l Wasser weich und pürieren Sie sie dann. Garen Sie die Holunderbeeren zusammen mit den Berberitzenfrüchten in 6 EL Wasser. Anschließend werden sie durch ein Sieb passiert.
Zerkleinern Sie den Kürbis, kochen Sie ihn in 4 EL Wasser und pürieren Sie ihn ebenfalls.
Die angegebenen Mengen ergeben etwa 300 g Weißdornmus, 200 g Holunder-Berberitzenmus und 230 g Kürbispüree. Fügen Sie Zucker hinzu (die Menge soll der Hälfte des Gesamtgewichtes an Mus entsprechen) und kochen Sie das Mus noch einmal auf. Füllen Sie es sofort in vorbereitete Schraubgläser.

Holunderbeer-Weissdorn-Berberitzenmarmelade

1125 g Weißdornbeeren

130 g Berberitzen-früchte

750 g Holunderbeeren

Zucker

Zubereitung

Kochen Sie die Weißdornbeeren zusammen mit den Berberitzenfrüchten in 1/4 l Wasser weich und garen Sie die Holunderbeeren ebenfalls in 1/4 l Wasser. Anschließend passieren Sie die gekochten Früchte durch ein Sieb, vermischen sie und messen sie ab. Bei Verwendung der angegebenen Mengen erhalten Sie etwa 700 g Weißdorn-Berberitzenmus und 600 g Holundermus. Fügen Sie Zucker (entsprechend der Hälfte des Gesamtgewichtes an Mus) hinzu und kochen Sie das Mus noch einmal auf. Füllen Sie es sofort in vorbereitete Schraubgläser.

Holunderbeer-Weissdornmarmelade

1 kg Weißdornbeeren

500 g Holunderbeeren

Zucker

Zubereitung

Kochen Sie die Weißdornbeeren mit 1/4 l Wasser etwa 5 Minuten und garen Sie die Holunderbeeren in 1/8 l Wasser ebenfalls weich. Anschließend passieren Sie die Früchte durch ein Sieb, mischen das gewonnene Mus und wiegen es ab. Sie erhalten je Sorte etwa 500 g Fruchtmark, insgesamt also 1000 g. Fügen Sie Zucker (entsprechend der Hälfte des Gesamtgewichtes an Mus) hinzu und kochen Sie das Ganze noch einmal auf. Füllen Sie das Mus sofort in vorbereitete Schraubgläser.

Holunderbeer-Quittenmarmelade

Quitten haben einen hohen Heil- und Nährwert. Dies war bereits zu Zeiten Karls des Großen bekannt, auf dessen Geheiß hin der Quittenanbau intensiv betrieben wurde.

Wussten Sie, dass auch die kleine Zierquitte oder Japanische Quitte essbar ist? Für Gelees eignet sie sich besonders gut.

750 g entstielte Holunderbeeren

750 g Quitten

Zucker

Zubereitung

Kochen Sie die Holunderbeeren in 1/8 l Wasser weich, zerkleinern Sie die gewaschenen Quitten und garen Sie sie in 1/4 l Wasser.
Streichen Sie die Früchte durch ein Sieb, wiegen Sie das Mus ab und fügen Sie Zucker (entsprechend der Hälfte des Gesamtgewichtes an Mus) hinzu. Lassen Sie das Ganze noch einmal kurz aufkochen und füllen Sie das Mus sofort in vorbereitete Schraubgläser.

Holunderbeer-Möhrenmarmelade

Eine ausgefallene Idee ist es, Holunder mit Möhren zu kombinieren. Seien Sie experimentierfreudig und versuchen Sie es einmal!

350 g Holunderbeeren

400 g Möhren

Zucker

Zubereitung

Kochen Sie die Holunderbeeren in 1/8 l Wasser weich.
Putzen Sie die Möhren, raspeln Sie sie fein und kochen Sie das Gemüse in 1/8 l Wasser kurz auf. Sie können sie auch in groben Stücken kochen und sie hinterher durch den Fleischwolf drehen. Anschließend streichen Sie die Holunderfrüchte durch ein Sieb, wiegen Holundermus und Möhrenmus ab und fügen Zucker (entsprechend der Hälfte des Gesamtgewichtes an Mus) hinzu. Kochen Sie das Ganze noch einmal auf und füllen Sie es sofort in vorbereitete Schraubgläser.

Fruchtmus

Holunderbeer-Obstmus

2 kg frische Holunderbeeren

500 g Äpfel oder Birnen

1,3 kg Fruchtzucker

1 TL gemahlener Ingwer oder Zimt

Saft einer Zitrone

Zubereitung

Streifen Sie die Holunderbeeren mit der Gabel von den Stielen ab.
Schälen Sie das Obst, entfernen Sie die Kerngehäuse (Schalen und Gehäuse aufheben) und schneiden Sie es in Stückchen. Vermengen Sie es mit den Holunderbeeren und dem Zucker und stellen Sie die Mischung über Nacht in den Kühlschrank.
Am nächsten Tag kochen Sie die Schalen und Kerngehäuse mit dem Saft einer Zitrone weich und passieren die Mischung anschließend durch ein Sieb. Das so gewonnene Mus geben Sie zu den Holunderbeeren und Äpfeln. Lassen Sie das Ganze noch eine Nacht im Kühlschrank durchziehen. Am nächsten Tag kochen Sie alles unter ständigem Rühren dicklich ein; das dauert etwa 30 Minuten. Schmecken Sie dann mit Ingwer oder Zimt ab und füllen Sie das Holundermus zur Konservierung noch heiß in Schraubgläser.

Tipp

Das Mus ist gut geeignet zum Füllen von Crêpes oder Pfannkuchen. Sie können es auch als Brotaufstrich verwenden oder es in Müslis einrühren.

Holunderbeer-Pflaumenmus

Zubereitung

Lassen Sie die entsteinten Pflaumen über Nacht, mit dem Einmachzucker bestreut, Saft ziehen. Dann fügen Sie den Kandiszucker, die Holunderbeeren sowie Anissamen und gehackte Nüsse hinzu. Lassen Sie das Mus bei mittlerer Hitze unter ständigem Rühren zur gewünschten Dicke einkochen und füllen Sie es dann heiß in Marmeladengläser.

2,5 kg Pflaumen oder Zwetschen

250 g Einmachzucker

250 g brauner Kandiszucker

250 g Holunderbeeren

1 Prise Anissamen

Walnüsse nach Geschmack

Holunderbeer-Zimtmus

Zubereitung

Die entstielten Holunderbeeren kochen Sie in 1 l Wasser zusammen mit dem Zucker und den Gewürzen auf. Anschließend streichen Sie die Masse durch ein Sieb und bringen das gewonnene Fruchtmark erneut zum Kochen. Binden Sie es mit der zuvor angerührten Speisestärke und lassen Sie es noch einmal aufkochen.

Sie können das Holundermus gleich warm oder kalt verzehren oder es zum längeren Aufbewahren noch heiß in Gläser füllen.

1 kg Holunderbeeren

1 Zimtstange

2-3 Gewürznelken

50-80 g Vollrohrzucker

20-25 g Stärkemehl

Suppen und Kaltschalen

Holunderblütensuppe

6-8 Holunderblüten-dolden
1 l Frischmilch
1 Prise Meersalz
1 EL Fruchtzucker
4 Eigelb
3 Eiweiß
1/2 TL Zimt

Zubereitung

Schütteln Sie die Holunderblüten ab und befreien Sie sie von Staub; schneiden Sie die dicken Stiele ab. Kochen Sie die Milch auf und fügen Sie die Holunderblüten hinzu.

Die Holundermilch muss gut 15 Minuten ziehen und dann durchgesiebt werden. Schmecken Sie sie mit Salz und Zucker ab und rühren Sie dann die zuvor verquirlten Eigelbe unter.

Erhitzen Sie die Flüssigkeit noch einmal kurz; die Milch darf dabei nicht kochen, sonst gerinnen die Eigelbe.

Das Eiweiß schlagen Sie sehr steif und stechen mit einem Löffel kleine Klößchen ab. Geben Sie sie in die Holundermilch und lassen Sie alles noch einmal etwa 5 Minuten ziehen.

Verteilen Sie die Holundersuppe auf Tellern und bestreuen Sie sie vor dem Servieren mit Zimt.

Holunderbeersuppe mit Griessklöschen

500 g Holunderbeeren
100-120 g Zucker
1 EL Zitronensaft
2 Äpfel oder Birnen
1 EL Stärkemehl
3 Gewürznelken
1/4 l Weißwein

Zubereitung

Geben Sie das kleingeschnittene Obst, die Holunderbeeren, Zucker, Zitronensaft sowie die Gewürznelken in 1 l Wasser und lassen Sie das Ganze etwa 20 Minuten kochen. Entfernen Sie dann die Nelken, rühren Sie Stärkemehl mit Weißwein an und binden Sie die Suppe damit unter Rühren und nochmaligem Aufkochen.

Mit einer Einlage aus süßen Grießklößchen oder kleinen süßen Makronen kann die Holunderbeersuppe ohne weiteres ein Hauptgericht ersetzen oder als Abendbrot gereicht werden.

Wenn Sie für Kinder kochen oder selbst auf Wein verzichten möchten, können Sie anstelle des Weißweines auch Apfelsaft verwenden.

Griessklösschen

Zubereitung

Kochen Sie 1/4 l Milch mit 30 g Butter, einer Prise Salz und einem Esslöffel Zucker auf und streuen Sie dann 100 g Grieß ein. Lassen Sie das Ganze weitere 5 Minuten unter Rühren weiterkochen. Unter den etwas abgekühlten Grießbrei rühren Sie 2 Eier. Formen Sie dann mit einem kleinen Löffel Klößchen aus dem Teig und lassen Sie diese in der Suppe etwa 10 Minuten gar ziehen; sie darf dabei nicht mehr kochen.

1/4 l Milch
30 g Butter
100 g Grieß
1 Prise Salz
1 EL Zucker

Hinweis

Diese Holundersuppe kann auch problemlos mit fertigem Holundersaft zubereitet werden. Sie können auch das reine Holunderfruchtmark ohne Kerne verwenden. Hierzu passieren Sie die Beeren vor dem Kochen durch ein Sieb. Das Fruchtmark kochen Sie dann genauso auf, binden die Suppe mit dem Stärkemehl und geben als Einlage kleine Apfelstückchen hinein.

Holundermilchsuppe

Zubereitung

Die Beeren werden zunächst in der Milch weichgekocht, anschließend durch ein Sieb passiert und erneut aufgekocht. Dann binden Sie die Suppe mit der angerührten Stärke und fügen Honig, etwas Salz und die Eigelbe hinzu. Nehmen Sie den Topf von der Herdplatte, schlagen Sie das Eiweiß mit etwas Zucker steif und heben Sie es in kleinen Klößchen unter die Suppe.

400 g Holunderbeeren ohne Stiele
1 l Milch
40 g Stärkemehl
4 Eier, getrennt
80 g Honig
1 Prise Salz

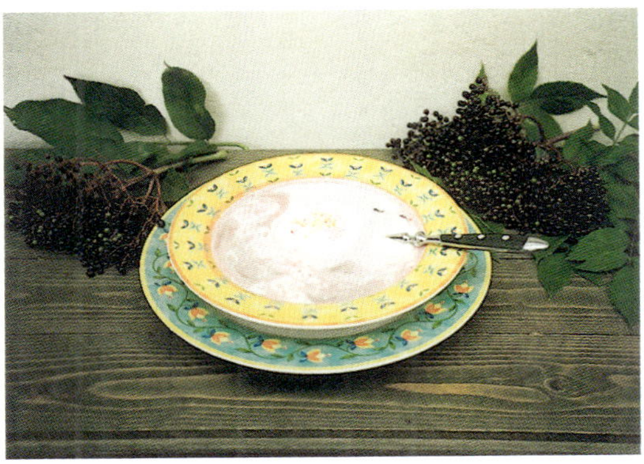

Holunderbeersuppe mit Pistazien

Anstelle der Milch wie im vorherigen Rezept wird für diese Suppe Mineralwasser verwandt. Probieren Sie aus, welche Variante Ihnen am besten schmeckt!

1/2 l Mineralwasser ohne Kohlensäure
300 g Holunderbeeren ohne Stiele
Saft 1 unbeh. Zitrone
20 g Akazienblütenhonig
200 ml süße Sahne
1 EL geh. Pistazien

Zubereitung

Pürieren Sie die Holunderbeeren mit dem Mineralwasser, dem Honig und dem Zitronensaft in einem Mixer. Lassen Sie die Masse in einem Topf kurz aufkochen und schlagen Sie in der Zwischenzeit die Sahne. Die heiße Suppe in Tellern auftragen, mit der Sahne anrichten und die Pistazien darüber streuen.

Holunderblütenkaltschale

1 l Vollmilch
1-2 frische Holunderblüten
75 g Zucker oder Ahornsirup nach Geschmack
8 Zwiebäcke

Zubereitung

Befreien Sie die Holunderblüten von den dicken Stielen. Kochen Sie die Milch auf, nehmen Sie sie von der Herdplatte und geben Sie die Holunderblüten hinein. Lassen Sie die Blüten in der Milch ziehen, bis die Milch erkaltet ist.
Dann sieben Sie die Holunderblütenmilch durch und schmecken sie mit dem Zucker ab.
Legen Sie die Zwiebäcke in tiefe Teller und gießen Sie die Holunderblütenmilch darüber.

Holunderblütenkaltschale mit Ingwer

für eine Person
300 g frische Holunderblütendolden
1/4 l Vollmilch
100 g Akazienblütenhonig
3 Eigelb
gemahlener Ingwer nach Geschmack

Zubereitung

Kochen Sie zuerst die Vollmilch auf und geben Sie die von den Stielen befreiten Holunderblüten in die Milch. Lassen Sie das Ganze 15 Minuten abgedeckt ziehen und sieben Sie die Flüssigkeit dann ab. Anschließend rühren Sie nach Geschmack den Honig unter. Verquirlen Sie die Eigelbe, fügen Sie den Ingwer hinzu und rühren Sie das Ganze in die Holundermilch ein. Vor dem Servieren stellen Sie die Kaltschale noch eine Stunde in den Kühlschrank.

Süße Hauptmahlzeiten

Holunderküchlein (Hollerkaichl) im Bierteig

Jede Region hat sich ihre besonderen Rezepte für Holunderküchlein bewahrt. In Bayern kennt man die folgende Art der Zubereitung:

Zubereitung

Lassen Sie ein Stückchen Stiel an den Blütendolden und schütteln Sie sie nur kurz aus. Verrühren Sie das Mehl mit Salz, Eiern und dem Bier zu einem Teig. Erhitzen Sie das Fett in einer Fritteuse oder in einer hohen Pfanne (es sollte so viel Fett sein, dass die Blüten schwimmend ausgebakken werden können) und geben Sie die zuvor in den Teig getauchten Blüten hinein. (Vorsicht, es spritzt!) Backen Sie sie in ca. 5 Minuten goldgelb. Bestreuen Sie die Holunderküchlein vor dem Servieren mit Puderzucker.

10-12 frische Holunderblütendolden
200 g Vollkornmehl
1 Prise Salz
3 Eier
1/4 l dunkles Bier
Frittierfett, Öl oder Butterschmalz
2 EL Puderzucker

Holunderblütenküchlein

Zubereitung

Bereiten Sie aus Vollkornmehl, Ei, Backpulver, Zucker, Öl und Milch einen Pfannkuchenteig und rühren Sie den Alkohol hinein. Lassen Sie den Teig eine Stunde ruhen.
Erhitzen Sie das Frittierfett. Zwischenzeitlich schütteln Sie die Holunderblüten etwas ab; waschen ist meist nicht notwendig. Fassen Sie die Holunderblüten an den Stielen, tauchen Sie sie in den Teig und backen Sie sie dann im Fett jeweils ca. 5 Minuten goldgelb. (Vorsicht, es spritzt!) Anschließend legen Sie die Holunderblüten zum Abtropfen auf ein Kuchengitter oder auf Küchenkrepp.
Bestreuen Sie sie mit einer Mischung aus Zucker und Zimt und servieren Sie die Küchlein noch warm.

8 frische Holunderblütendolden
250 g Vollkornmehl
1 TL Backpulver
1 Ei
1/8 l Vollmilch
1 EL Zucker
3 EL Rum oder Sherry
4 EL Sonnenblumenöl
Zimtzucker
Fett zum Ausbacken

Gebackene Holunderblüten mit Kirschsauce

Vielleicht kennen Sie dieses Rezept auch noch aus Ihrer Kinderzeit. Für uns war es immer etwas ganz Besonderes, wenn es gebackene Holunderblüten gab und dazu die köstlichen Kirschen aus Omas Garten.

10 Holunderblüten mit Stiel
2 Eier, getrennt
250 g Mehl
0,2 l Weißwein
4 EL Sonnenblumenöl
10 g brauner Zucker
1 Prise Anisgewürz
1 Prise Kardamom
1 Prise Salz
Frittierfett

Zubereitung

Schütteln Sie die Holunderblüten nur aus oder waschen Sie sie, wenn es notwendig ist, vorsichtig kalt ab und tupfen Sie sie trocken.
Verrühren Sie Mehl, Wein, Sonnenblumenöl, Eigelb, Salz, Zucker, Anisgewürz und Kardamom zu einem glatten Teig und lassen Sie ihn 30 Minuten ruhen. Schlagen Sie das Eiweiß steif und heben Sie es vorsichtig unter den Teig. Nun werden die Blüten an den Stielen gefasst, in den Teig getaucht und im heißen Frittierfett ca. 5 Minuten goldgelb gebacken.

Reichen Sie dazu die folgende Kirschsauce:

Kirschsauce

500 g reife Süßkirschen
1/8 l Rotwein
2 cl Kirschwasser
2 TL Honig

Zubereitung

Kochen Sie die entsteinten Kirschen in Rotwein kurz auf, pürieren Sie sie dann im Mixer und streichen sie durch ein Sieb. Schmecken Sie zuletzt mit Honig und Kirschwasser ab.

Kocht man für Kinder, so ersetzt man den Rotwein durch Kirschsaft.

Holunderpfannkuchen

einige vorbereitete Holunderblütendolden
250 g Mehl
2 Eier
1/8 l Milch,
2 EL Zucker
1 Prise Zimt
1 Schuss Bier
Fett zum Backen

Zubereitung

Schneiden Sie die dicken und groben Stängel von den Dolden ab und zerkleinern Sie die Blüten in sehr kleine Sträußchen.
Bereiten Sie aus den angegebenen Zutaten einen Pfannkuchenteig und streuen Sie unmittelbar vor dem Backen die Blüten hinein. Erhitzen Sie das Fett und backen Sie aus dem Teig mehrere goldgelbe Küchlein. Vor dem Verzehr können Sie die Pfannkuchen mit Vanille- oder Zimtzucker bestreuen oder Sie können sie mit Fruchtsoße reichen.

Holunderplinsen (Eierkuchen)

Plinsenrezepte variieren je nach Region; sie werden jedoch immer mit Hefe gebacken.

400 g Vollkornmehl
1/2 l Milch
4 Eier
20 g Hefe
10 g Zucker
einige Holunderblütendolden ohne Stiele
1 Prise Salz
Fett zum Backen

Zubereitung

Vermischen Sie Mehl, Hefe, Zucker und ein wenig lauwarme Milch miteinander und lassen Sie diesen Teig etwa 1/2 Stunde gehen. Fügen Sie dann die Eier und die übrige Milch hinzu und verrühren Sie alles zu einem dickflüssigen Teig, den Sie erneut gehen lassen, bis er sich sichtbar vergrößert hat. Kurz vor dem Abbacken der kleinen Pfannkuchen rühren Sie die Holunderblüten in kleinen Sträußchen unter den Teig.

Besonders köstlich schmecken Plinsen mit in Butter zerlassenem Mohn, mit Holunder-Pflaumenmus oder mit Holunderblütenzucker.

Nachspeisen

Holunderblütencreme

2-3 große Holunderblütendolden
450 ml Milch
3 große Eier, getrennt
18 g Gelatine
60 g Vollrohrzucker
150 ml süße Sahne
150 ml Holunderwein oder fruchtiger Weißwein
Saft und Schale einer halben Zitrone

Zubereitung

Erhitzen Sie die Milch und geben Sie die Holunderblüten hinein.
Lassen Sie die Blüten eine Zeit lang ziehen (je länger die Blüten ziehen, desto intensiver der Geschmack) und sieben Sie die Flüssigkeit dann durch. Verschlagen Sie die Holundermilch mit dem Eigelb, dem Zucker, der Sahne und der Gelatine und lassen Sie alles im Wasserbad unter Rühren leicht eindicken. Vermischen Sie anschließend die Masse mit dem Wein und der Zitrone und lassen Sie alles erkalten.
Dann wird das Eiweiß steif geschlagen und unter die Creme gezogen.
Füllen Sie die Creme in eine mit kaltem Wasser ausgespülte Form und lassen Sie die Speise im Kühlschrank erstarren.

Holunder-Buttermilchcreme

100 ml Holunderbeersaft
100 g saure Sahne
200 ml Buttermilch
60 g Zucker
1 EL Rum
4 Blatt Gelatine
Saft einer halben Zitrone
150 ml süße Sahne

Zubereitung

Vermischen Sie Holundersaft, saure Sahne, Buttermilch und Zucker und rühren Sie so lange, bis der Zucker aufgelöst ist. Dann fügen Sie Zitronensaft und Rum hinzu und rühren die aufgelöste Gelatine darunter.
Sobald die Masse zu stocken beginnt, ziehen Sie die steif geschlagene Sahne unter die Creme.
Anschließend füllen Sie sie in Schälchen und stellen sie für gut 3 Stunden in den Kühlschrank.

Holunderbeer-Zwetschenkompott

1 kg Holunderbeeren
1 kg entsteinte Zwetschen
250 g Fruchtzucker
2 Zitronen

Zubereitung

Geben Sie die von den Stielen befreiten Holunderbeeren mit den Zwetschen und ein wenig Wasser sowie dem Saft von 2 Zitronen und dem Zucker in einen Kochtopf und kochen Sie sie kurz weich.
Dieses Kompott schmeckt gut mit Vanillesauce oder süßer Sahne.
Man kann es noch mit darüber gestreuten Mandelblättchen verfeinern.
Auch als Ergänzung zu Müslis, Quark oder Pfannkuchen ist es sehr empfehlenswert.
Wenn Sie das Kompott nicht gleich essen wollen, können Sie es wie Marmelade noch heiß in Gläser füllen.

Holunderbeer-Obstkompott

Holunder harmoniert sehr gut mit heimischen Obstsorten.

500 g Holunderbeeren
100 g Zucker
1 Stück Zimtstange
100 g Pflaume, Apfel oder Birne

Zubereitung

Kochen Sie 1/4 l Wasser mit dem Zucker und der Zimtrinde für 2-3 Minuten auf. Erst dann geben Sie die Holunderbeeren dazu, mischen nach Geschmack Apfel, Birne oder Pflaumen in kleingeschnittenen Stücken darunter. Kochen Sie alles zusammen weich und lassen Sie die Fruchtmischung im Saft erkalten. Schmecken Sie evtl. mit Zitronensaft und Nelkenpulver ab.
Sie können das Holunderkompott entweder sofort verbrauchen oder es noch kochendheiß in Gläser abfüllen und wie Marmelade aufbewahren.

Holunderbeer-Fruchtkompott

Dieses gesunde spätsommerliche Allerlei kann als Nachtisch, aber auch als kleiner Imbiss eingeplant werden. Besonders zu Milchreis oder zu Grießbrei paßt das Kompott wunderbar. Wenn Sie für Kinder kochen, ersetzen Sie den Weißwein am besten durch Fruchtsaft. Anstelle der Kirschen können im Herbst auch Zwetschen verwendet werden.

300 g frische Holunderbeeren
2 säuerliche Äpfel
1 Birne
150 g süße Kirschen (aus dem Glas)
100 g Fruchtzucker
50 g Stärkemehl
400 ml trockener Weißwein
1 Zimtstange
2 EL gehobelte Mandelblättchen

Zubereitung

Streifen Sie die Holunderbeeren mit einer Gabel von den Stielen, schälen Sie die Äpfel und die Birne und schneiden Sie das Obst in Stückchen. Vermengen Sie es mit den entsteinten Kirschen.
Geben Sie den Zucker in einen Topf und lassen Sie ihn karamellisieren. Unter kräftigem Rühren löschen Sie anschließend den Zucker mit dem Weißwein ab. Dann geben Sie alle Zutaten, außer den Mandelblättchen, in den Topf und kochen alles unter ständigem Rühren kurz auf.
Servieren Sie das Holunder-Fruchtkompott in Schälchen und streuen Sie die Mandelblättchen darüber.

Holunder-Birnendessert

Für dieses Rezept können Sie Ihren selbstgemachten und natürlich auch gekauften Holundersaft verwenden.

1/2 l Holundersaft
2 EL Vollrohrzucker
2 Gewürznelken
1 Zimtstange
Schale einer unbehandelten Zitrone
4 feste Birnen
150 g Crème fraîche
1 Päckchen Vanillinzucker

Zubereitung

Füllen Sie den Holundersaft mit den Gewürzen, dem Zucker und der Zitronenschale in einen breiten Topf und erhitzen Sie das Ganze. In der Zwischenzeit schälen Sie die Birnen, halbieren sie und entfernen das Kerngehäuse. Legen Sie die Birnenhälften in den Holundersaft, so dass sie möglichst vom Saft bedeckt sind und lassen Sie alles etwa 20 Minuten bei niedriger Temperatur garen. Die Birnen dürfen nicht zerfallen.
Anschließend nehmen Sie die Birnen heraus und lassen sie abtropfen.
Für die Dessertsoße verrühren Sie die Crème fraîche mit dem Holundersaft und lassen Sie die Flüssigkeit etwas einkochen. Servieren Sie die Birnen mit der Holundersoße.
Wenn Sie es gerne ganz lecker mögen, dann ergänzen Sie das Dessert mit einer Kugel Vanilleeis.

Holunderbeer-Apfelgrütze

Zubereitung

Kochen Sie die Holunderbeeren in 1/4 l Wasser zu Mus und streichen Sie sie durch ein Sieb. Die gewonnene Flüssigkeit wird anschließend noch einmal aufgekocht und der Sago hinzugefügt. Die Sagokügelchen ausquellen lassen, bis sie glasig aussehen und nach Geschmack mit Honig süßen. Äpfel kurz andünsten, in kleine Schälchen geben und mit der Holundergrütze auffüllen.

für 2 Personen

100 g Holunderbeeren

100 g Apfelstücke

30 g Sago

Honig nach Bedarf

Holundersorbet

Holunderbeeren können auch ein eisiges Vergnügen sein und als Sorbet den gelungenen Abschluss eines vollwertigen Menüs bilden.

Zubereitung

Geben Sie alle Zutaten in eine große Schüssel und verrühren Sie alles gut miteinander. Anschließend stellen Sie das Gemisch für 2 Stunden ins Gefrierfach. Dabei rühren Sie nach jeweils 40 Minuten die Masse mit dem Mixer kräftig durch.

Nach dem dritten Aufrühren können Sie das Sorbet in einen Spritzbeutel füllen und auf vier Dessertschälchen verteilen.

200 ml Holundersaft

2 EL Vollrohrzucker

Schale einer unbehandelten Zitrone

1/2 Zimtstange

1/4 l Apfelsaft

100 ml Weißwein oder heller Traubensaft

Holundercreme

Zubereitung

Verrühren Sie die Eier mit dem Zucker, bis die Masse dicklich und schaumig ist. Anschließend geben Sie Holundersaft und Johannisbeerlikör dazu und heben zum Schluss die Sahne unter. Stellen Sie die Creme über Nacht in einer Schüssel in den Kühlschrank.

4 Eier

150 g Fruchtzucker

1/2 l Holundersaft

1/4 l süße steif geschlagene Sahne

3 EL schwarzer Johannisbeerlikör

Holunderbeerkuchen

Für den Tortenboden stellen Sie entweder einen Teig nach Ihren eigenen Rezepten her (Teige aus Vollkornweizenmehl eignen sich besonders gut) oder Sie bereiten einen Mürbeteig vor.

Für den Teig:

250 g Mehl

3 EL Rahm

125 g Butter

1 Prise Salz

Für den Belag:

400-500 g Holunderbeeren

50 g Zucker

150 g gemahlene Mandeln

etwas Zitronenschale

1 TL Rum

1 Päckchen Vanillinzucker oder selbstgemachter≠ Blütenzucker nach Geschmack

1 Msp. Zimt

3 Eiweiß

Zubereitung

Für den Teig:
Verrühren Sie Mehl, Rahm, Butter und Salz zu einem Teig und stellen Sie ihn für 1 Stunde kalt.

Für den Belag:
Bestreuen Sie die vorbereiteten Holunderbeeren mit dem Zucker und lassen Sie sie etwas stehen, damit sich Saft bilden kann.
Erhitzen Sie die Beeren dann in einem Topf ohne Wasser etwa 10 Minuten lang (nicht kochen!) und lassen Sie die Beerenmasse danach gut abkühlen.
Fügen Sie dann die gemahlenen Mandeln, die Zitronenschale, Rum, Zimt, Vanillinzucker oder Ihren selbstgemachten Blütenzucker (Rezept Seite 104) hinzu.
Anschließend schlagen Sie die Eiweiße zu steifem Schnee und heben Sie vorsichtig unter.
Legen Sie eine gefettete Springform mit Ihrem Teig aus, verteilen Sie die Fruchtmischung darauf und backen Sie den Kuchen bei 160° ca. 40 Minuten lang.
Je nach Beschaffenheit des Teiges kann die Backzeit etwas variieren.

Sirup und Zucker

Holunderblütensirup (1)

8 frische Holunderblütendolden

1,5 l Mineralwasser ohne Kohlensäure

2 kg Fruchtzucker

50 g Zitronensäure

Zubereitung

Schütteln Sie die Holunderblüten ab, befreien Sie sie von den dicken Stielen und legen Sie sie in das Mineralwasser. Lassen Sie die Flüssigkeit drei Tage abgedeckt ziehen; danach wird sie durchgesiebt.

Anschließend kochen Sie das Holunderwasser mit dem Zucker und der Zitronensäure zu Sirupdicke ein. Diesen Sirup füllen Sie in dickwandige Flaschen ab und verschließen sie sofort.

Holunderblütensirup ist vielseitig zu gebrauchen. So kann er beispielsweise zum Verfeinern von Nachspeisen ebenso verwandt werden wie als Getränk; dann wird er mit Mineralwasser gemischt. Kinder mögen ihn gern auf Pfannkuchen.

Hinweis

Zitronensäure kommt der Gelierfähigkeit zugute und ist bei allen Obstsorten, die über wenig eigene Säure verfügen, notwendig. Außerdem verfeinert sie den Geschmack und dient zugleich der besseren Haltbarkeit.

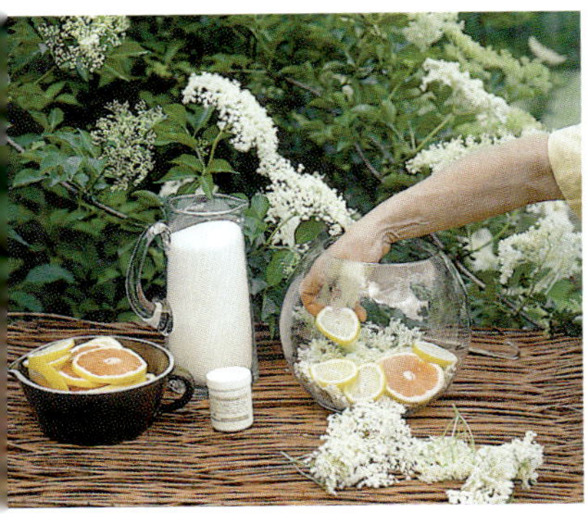

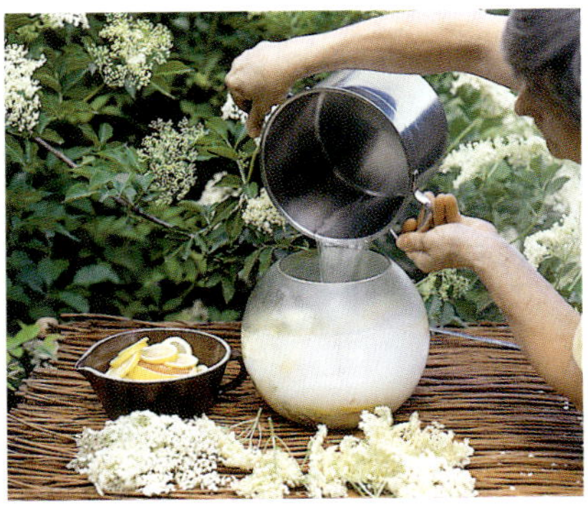

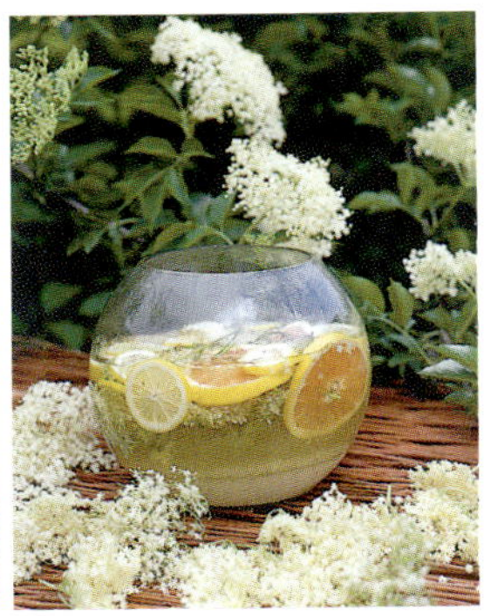

Holunderblütensirup (2)

Dieser Holunderblütensirup ist zwar eine zuckersüße Angelegenheit, aber er wird auch nur sparsam als Dessertsoße oder - gemixt mit Mineralwasser/Sekt - verwendet.

ca. 40 Holunderblütendolden

90 ml Zitronensaft (von 1-2 Zitronen)

3 kg Zucker

Zubereitung

Übergießen Sie die Holunderblüten mit dem Zitronensaft und 2 l Wasser und lassen Sie das Ganze 24 Stunden durchziehen. Dann mengen Sie den Zucker darunter und lassen das Gemisch erneut ca. 12 Stunden in einem warmen Raum stehen. Anschließend füllen Sie den Sirup für den täglichen Bedarf in mehrere kleine Fläschchen ab.

Holunderzucker

Holunderblüten

Zucker oder Puderzucker

Zubereitung

Vermischen Sie die entstielten Blüten mit dem Zucker oder geben Sie alles in ein Schraubglas. Nach einigen Tagen hat der Zucker das Aroma der Blüten aufgenommen und Sie können das Gemisch durchsieben.

Tipp

Versuchen Sie auch einmal, Zucker mit anderen Blüten zu aromatisieren; geeignet sind beispielweise Blüten der Kapuzinerkresse, Lavendelblüten oder Rosenblätter. Verwenden kann man den Zucker anstelle von Vanillezucker oder beispielsweise zum Süßen von Tees.

Saucen und Öl

Holunderbeerchutney

Zubereitung

Vermengen Sie die von den Stielen abgestreiften Holunderbeeren mit 300 g Kandiszucker und verteilen Sie sie in Schraubgläsern.
Füllen Sie den Obstessig mit dem restlichen Kandiszucker und allen Gewürzen in einen Topf und lassen Sie ihn 15 Minuten köcheln.
Anschließend sieben Sie die Flüssigkeit durch und gießen sie über die Holunderbeeren. Verschließen Sie die Gläser gut und lagern Sie sie kühl; so hält sich der Inhalt monatelang.
Verwenden können Sie das Holunderbeerchutney besonders gut zu Fondue oder auch zu gegrilltem Fleisch.

1 kg Holunderbeeren
400 g feiner Kandiszucker
1/2 l Obst- oder Weinessig
12 bunte Pfefferkörner
1 kl. Stück Ingwerwurzel
6 Gewürznelken
1 EL geriebener Meerrettich
1 Zimtstange
1 Prise Muskatnuss

Holunderbeerwürzsauce

Diese pikante Würzsauce kann zu Wildgerichten und zu allen Fischspeisen gereicht werden.

Zubereitung

Übergießen Sie die von den Stielen abgestreiften und verlesenen Holunderbeeren mit dem aufgekochten Obstessig und lassen Sie sie über Nacht in warmer Umgebung abgedeckt ziehen.
Am nächsten Morgen gießen Sie den Essigsud durch ein Sieb, ohne dabei die Beeren zu pressen. Diese Flüssigkeit reichern Sie mit den Gewürzen an und fügen die sehr fein gehackte Zwiebel hinzu.
Lassen Sie dieses Gemisch in einem Topf etwa 10 Minuten köcheln.
Füllen Sie die Sauce direkt heiß in Flaschen, ohne sie noch einmal durchzusieben.
Lassen Sie sie vor Gebrauch noch gut eine Woche dunkel stehen und durchziehen.
Verschlossen und kühl gelagert ist die Sauce monatelang haltbar.

500 g reife Holunderbeeren
1/2 l Obst- oder Weinessig
40 bunte Pfefferkörner (ca. 1 TL)
1 kl. Stück Ingwerwurzel
10 Gewürznelken
1 TL Salz
1 Prise Muskatnuss
1 Zwiebel

Holunderbeerrelish

Diese Würzsoße passt gut zu Geflügelfleisch oder Kassler; sie ist auch geeignet als Beilage zu vegetarischen Gerichten wie Tofu oder Bratlingen.

1 kg Holunderbeeren

500 g Äpfel, fein gewürfelt

1 kl. Stück Ingwerwurzel

5 EL Weinessig

abgeriebene Schale einer unbehandelten, 1/2 Zitrone

1 Zimtstange

200 g Zucker

Zubereitung

Die von den Stielen abgestreiften und verlesenen Holunderbeeren etwas zerdrücken und einige Minuten kochen. Den Beerenbrei durch ein Sieb streichen. Geben Sie dann zu dem so gewonnenen Fruchtmark 2/3 der fein gewürfelten Äpfel, den feingeraspelten Ingwer, die Zimtstange, 150 g Zucker und 3 EL Essig. Kochen Sie das Ganze unter Rühren bis zur gewünschten Festigkeit ein.
Anschließend mischen Sie die restlichen Äpfel, 50 g Zucker und 2 EL Weinessig unter und kochen alles noch einmal auf. Entfernen Sie danach die Zimtstange und füllen Sie das Relish, wenn Sie es nicht sofort verbrauchen möchten, entweder wie Marmelade in Gläser oder frieren Sie es in kleinen Portionen ein.

Holunderbeerkapern

Die Vielseitigkeit des Holunders hat Sie sicher schon in Erstaunen versetzt. Aber hätten Sie gedacht, dass Ihnen der Holunderstrauch sogar zu Kapern verhilft? Die Zubereitung von Holunderbeerkapern ist einfach und kostet nur ein wenig Zeit. Sie brauchen lediglich grüne, noch unreife Holunderbeeren, die Sie im Spätsommer ernten können.

Wenn Sie nur geringen Bedarf haben, können Sie auch warten, bis Sie die reifen Holunderbeeren für Holundersaft oder Holundermarmelade ernten. Kleine Mengen grüner Beeren können Sie dann immer noch an den Beerendolden finden. Denn völlig gleichzeitig reifen die wildwachsenden Holunderbeeren nie und zwischen den reifen sind immer einige grüne Beeren versteckt.

grüne Holunderbeeren nach Bedarf

Salz

Obst- oder Weißweinessig

Kräuter wie Thymian oder Estragon nach Geschmack

Zubereitung

Die grünen Beeren waschen Sie ab und bedecken sie über Nacht mit kräftig gewürztem Salzwasser. Am folgenden Morgen gießen Sie die Beeren in ein Sieb und lassen das Salzwasser abtropfen.
In frisch gesalzenem, siedendem und nach Geschmack mit den Kräutern angereichertem Salzwasser lassen Sie die Beeren einige Male aufwallen.
Anschließend schütten Sie das Salzwasser ab, füllen die Beeren in ein Schraubglas und übergießen sie mit dem Obst- oder Weißweinessig.
Einige Tage sollten sie nun durchziehen, dann sind die Holunderbeerkapern gebrauchsfertig.

Holunderbeeröl

Selbstgemachtes hat immer seinen besonderen Wert, und vieles kann man gar nicht im Laden kaufen.

Die Gewinnung von Holunderbeeröl ist schon mit etwas Aufwand verbunden; auch vom Geschmack her ist es gewöhnungsbedürftig. Sein gesundheitlicher Wert ist jedoch hoch; versuchen Sie also einmal, es herzustellen! Sie brauchen dafür lediglich reife Holunderbeeren und etwas Zeit.

Verwenden können Sie das Öl sowohl zum Braten als auch für Salate.

Zubereitung

Entstielen Sie frische reife Holunderbeeren (Menge nach Bedarf) und lassen Sie sie mit ganz wenig Wasser in einem Kochtopf etwa 10 Minuten kochen. Vorsicht, das Beerenmus brennt leicht an! Lassen Sie dann den entstandenen Saft durch ein Tuch in eine Schüssel ablaufen. Das kann auch über Nacht geschehen. Nach einigen Stunden setzt sich das Holunderöl an der Oberfläche ab und kann mit einer Kelle vorsichtig abgeschöpft werden.

Gießen Sie es in Flaschen aus Braunglas, auf denen Sie das Datum der Herstellung des Öls notieren und bewahren Sie es im Kühlschrank auf (Haltbarkeit mindestens 6 Monate). Angebrochenes Öl hält sich im Kühlschrank etwa 3 Wochen.

Getränke ohne Alkohol

Holunderblütenmilch

4-5 frische Holunderblütendolden

1/2 l Frischmilch

Honig oder Ahornsirup nach Bedarf

Zimt, Vanillinzucker oder Ingwer

Zubereitung

Schütteln Sie die Holunderblütendolden etwas ab und befreien Sie sie von den dicken Stielen.

Kochen Sie die Milch auf und geben Sie die Holunderblüten hinein. Das Ganze sollte gut 30 Minuten ziehen. Anschließend schmecken Sie mit Gewürzen, Vanillinzucker oder auch mit Honig oder Ahornsirup ab.

Wenn Sie eine Erfrischung möchten, stellen Sie die Holundermilch vor dem Servieren in den Kühlschrank.

Tipp

Holundermilch mit Honig entspannt und beruhigt und ist ein wunderbarer Schlaftrunk.

Holunderblütenmilchflip

Dieses leckere Milchmixgetränk wird sicher bei Ihrem nächsten Gartenfest gut ankommen!

4-5 frische Holunderblütendolden

1/2 l Frischmilch

1 EL brauner Zucker

1 Päckchen Vanillinzucker

2 Eigelb

2 Schnapsgläser Cognac oder Weinbrand

Zubereitung

Schütteln Sie die Holunderblütendolden etwas ab und befreien Sie sie von den dicken Stielen. Kochen Sie die Milch auf und geben Sie die Holunderblüten hinein. Das Ganze sollte gut 15 Minuten ziehen, dann sieben Sie die Flüssigkeit durch.

Verrühren Sie den braunen Zucker und den Vanillinzucker mit der Holundermilch und lassen Sie das Ganze abkühlen.

Anschließend verschlagen Sie in der Milch die zwei Eidotter, bis die Milch richtig schaumig ist. Am besten geht das im Mixer.

Zum Schluß schmecken Sie mit dem Alkohol ab und stellen die Milch bis zum Servieren in den Kühlschrank.

Holunderblütenlimonade

Holunderblüten (Menge nach Bedarf)

Sirup oder Honig zum Süßen

Zubereitung

Legen Sie die Holunderblüten in eine große Schüssel, in einen Topf aus Steingut oder einen Römertopf. Gießen Sie so viel Wasser auf, dass alle Blüten bedeckt sind. Lassen Sie den Ansatz einen Tag durchziehen und filtern Sie ihn dann.

Holunderbeersaft

Zubereitung

2 kg Holunderbeeren

400 g Einmachzucker (auf 1 l Saft)

Streifen Sie die reifen Holunderbeeren mit der Gabel von den Stielen. Dann setzen Sie sie mit 1/2 l Wasser auf und kochen die Beeren einige Minuten, bis sie weich sind. Anschließend lassen Sie den Brei durch ein Mulltuch ablaufen.
Messen Sie den gewonnenen Saft ab und mischen Sie ihn mit Einmachzucker. Kochen Sie den Holundersaft erneut 5 Minuten lang und füllen Sie ihn noch heiß in vorbereitete Flaschen ab.

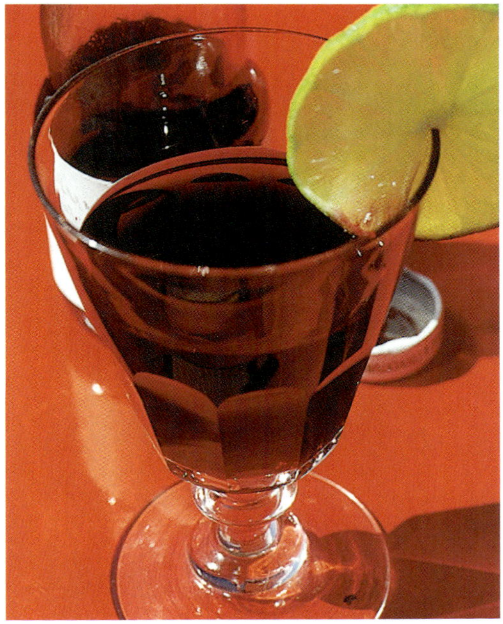

Tipp

Für den täglichen Gebrauch verdünnen Sie den Saft mit Mineralwasser oder bereiten Sie damit Mixgetränke zu. Auch ohne Zucker ist der Saft monatelang haltbar, wenn er sofort kochendheiß in vorbereitete Flaschen gefüllt wird. Ich lagere ihn dann im kühlen dunklen Vorratskeller. So kann ich auch später noch Gelee kochen oder den Saft für Puddings verwenden, ohne dass die Speisen durch vorherige Zuckergaben zu süß werden.

Wenn Sie die Möglichkeit haben, reichlich Holunderbeeren zu sammeln, sollten Sie diese Gelegenheit nutzen, um sich einen größeren Vorrat an Holunderbeersaft anzulegen. Er ist von unschätzbarem Wert für Ihre Gesundheit.
Trinken Sie beispielsweise über einen längeren Zeitraum hinweg täglich ein Schnapsgläschen mit Holundersaft und stärken Sie mit dieser Kur Ihre körpereigenen Abwehrkräfte!

Hinweis

Will man größere Mengen Holundersaft herstellen, so empfiehlt es sich, einen Dampfentsafter zu benutzen. Hierzu benötigen Sie für 1 kg Holunderbeeren etwa 90 g Zucker oder Vollrohrzucker. Die Entsaftungszeit beträgt etwa 45 Minuten.

Sie können die Holunderbeeren auch zusammen mit Brombeeren, Birnen, Pflaumen oder Äpfeln entsaften und erhalten auf diese Weise eine leckere Saftmischung.

HOLUNDERBEER-ZIMTSAFT

Es ist durchaus auch lohnenswert, kleinere Mengen Holundersaft herzustellen. Im folgenden Rezept erhält er durch Zimt eine neue Geschmacksnote. Wußten Sie, dass Zimt stimmungsaufhellende Inhaltsstoffe hat und positiv auf Magen und Darm wirkt?

1 kg frische Holunderbeeren

250 g Zucker

1/2 TL Zimt

Zubereitung

Streifen Sie die Holunderbeeren von den Stielen und streichen Sie sie durch ein Sieb. Den so gewonnenen Holunderfrischsaft verrühren Sie mit dem Zucker und Zimt und lassen das Ganze 5 Minuten kochen.
Gießen Sie den Saft noch heiß in vorbereitete Flaschen, die Sie anschließend gut verschließen.

HOLUNDERPUNSCH

Der Punsch heizt an kalten ungemütlichen Tagen nicht weniger auf als Glühwein; er enthält jedoch keinen Alkohol und ist daher auch in größeren Mengen verträglich!

1/2 l Schwarzer Tee (geeignet ist auch Brombeerblättertee oder Holunderblütentee)

1 l Holundersaft

Saft und Schale einer unbehandelten Zitrone

Saft und Schale einer unbehandelten Orange

1 Stange Zimt

2 Nelken

Zucker zum Nachsüßen

Zubereitung

Den Schwarzen Tee kochen Sie wie gewohnt, nur etwas stärker. Den Holundersaft erhitzen Sie mit den übrigen Zutaten und lassen ihn noch etwas ziehen. Gießen Sie dann den Saft und den Tee direkt durch ein Sieb in ein hitzebeständiges Gefäß. Verrühren Sie alles, süßen Sie den Punsch nach Ihrem Geschmack mit Zucker und verteilen Sie ihn in bereitgestellte Punschgläser.

Getränke mit Alkohol

Holunderblütenmost

Als Most wird unausgegorener Fruchtsaft bezeichnet. In diesem Fall verwenden wir Holunderblüten, aus denen sich nach dem Ansetzen in etwa 3-4 Wochen kohlensäurehaltiger Most entwickelt.

7-8 große Holunderblütendolden

3 unbehandelte Zitronen

1 kg Zucker

Zubereitung

Legen Sie die Blüten zusammen mit den in Scheiben geschnittenen Zitronen in einen großen Steinguttopf oder Römertopf und gießen Sie 7 l Wasser hinzu. Decken Sie den Topf ab und lassen Sie den Ansatz 24 Stunden ziehen.
Danach filtern Sie die Flüssigkeit durch ein Mulltuch und rühren den Zukker unter. Die so gewonnene Holunderblütenlimonade lassen Sie noch einmal 24 Stunden stehen und füllen sie dann in dickwandige Flaschen. Gereinigte Sektflaschen sind hierfür sehr gut geeignet. Sie können die Flaschen mit Korken oder Eisenflaschenbügeln (aus dem Eisenwarengeschäft oder der Haushaltswarenabteilung im Kaufhaus) verschließen. Nun sollten die Flaschen aufrecht stehend 3-4 Wochen im Keller gelagert werden. In dieser Zeit entwickelt sich kohlensäurehaltiger Most.
Dieser Most lässt sich dann ohne weiteres zu Holunderblütenwein weiterverarbeiten (siehe nachfolgendes Rezept).

Holunderblütenwein

Am sichersten ist es, wenn Sie den Wein in einem Gärballon herstellen, damit die Luft entweichen kann und die Flaschen nicht durch den Druck zerspringen. Fragen Sie im Haushaltswarengeschäft nach einem solchen Gärballon; wenn er dort nicht vorrätig ist, kann er sicher bestellt werden.

250 g Rosinen

3 TL Zitronensäure

3 TL Weinhefe (erhältlich in der Apotheke oder im Reformhaus)

Zubereitung (zusätzlich zum Holunderblütenmost)

Fügen Sie zum selbst hergestellten Most die Rosinen, Hefe und Zitronensäure hinzu und lassen Sie diesen Ansatz 24 Stunden gären. Rühren Sie die Mischung dann einmal um und lassen Sie sie wieder 24 Stunden stehen. Danach gießen Sie den Most in die Gärballonflasche mit Gärverschluß (den Ballon immer nur zu 2/3 füllen!) und lassen das Ganze 5 Monate ruhen. Anschließend können Sie den Holunderblütenwein auf Flaschen abziehen und verkorken. Besonders gut dafür geeignet sind Sektflaschen. Wenn Sie den Wein jetzt noch etwas stehen lassen, erhält er ein noch kräftigeres Aroma.

Holunderbowle

Mit dieser nicht alltäglichen Holunderbowle werden Sie Ihre Gäste sicherlich überraschen.

10 Holunderblütendolden

einige Zitronenmelisseblättchen (wenn vorhanden)

2 Flaschen Weißwein

1 Flasche Sekt

Zubereitung

Übergießen Sie die Holunderblüten und die Zitronenmelisse mit dem Wein und lassen Sie diesen Ansatz einige Stunden kühl stehen und durchziehen. Anschließend sieben Sie ihn durch und füllen ihn unmittelbar vor Gebrauch mit dem Sekt auf.

Zur Dekoration können Sie noch frische Zitronenmelisseblättchen in der Bowle schwimmen lassen.

Holunderblütensekt (Variante 1)

Die im Rezept angegebenen Mengen benötigen Sie, wenn Sie sich einen Vorrat an Holunderblütensekt anlegen wollen. Wenn Sie erst einmal testen möchten, ob Ihnen der Holundersekt überhaupt schmeckt, halbieren Sie einfach die im Rezept angegebenen Mengen.

15-20 Holunderblütendolden

1 kg Zucker

30 g Zitronensäure

2 unbehandelte Zitronen

Zubereitung

Kochen Sie 10 l Wasser, Zitronensäure und Zucker auf. Binden Sie die Blütendolden an den Stielen zusammen und hängen Sie sie in die heiße Flüssigkeit.

Fügen Sie die in Scheiben geschnittenen Zitronen hinzu und lassen Sie alles 12 Stunden oder über Nacht ziehen. Anschließend wird die Flüssigkeit durchgesiebt und in vorbereitete Flaschen gefüllt.

Geben Sie dem Sekt 2-3 Wochen Zeit zum Reifen. Achten Sie darauf, dass die Flaschen nicht zu dünnwandig sind, damit sie durch den Gärungsprozess nicht zerspringen.

Und seien Sie vorsichtig beim Öffnen der Flaschen, denn durch den Gärungsprozess stehen die Flaschen unter starkem Druck. Leichte Trübungen mindern nicht die Qualität. Sie können diesen Sekt wie Limonade trinken, da er kaum Alkohol enthält.

Holunderblütensekt (Variante 2)

Probieren Sie auch einmal dieses Sektrezept aus! Der leicht säuerlich schmeckende Sekt ist, mit Mineralwasser verdünnt, im Sommer besonders gut als Erfrischungsgetränk geeignet.

10 Holunderblütendolden

3 unbehandelte Zitronen

1 Tasse Obst- oder Apfelessig

1,5 kg brauner Zucker

10 l Wasser oder stilles Mineralwasser

1 TL Reiskörner

Zubereitung

Schütteln Sie die Holunderblüten gut aus und füllen Sie sie mit den in Scheiben geschnittenen Zitronen, dem Obstessig, dem Zucker und dem Wasser in einen großen Topf. Gut abgedeckt lassen Sie ihn an einem warmen Ort oder auf dem Fensterbrett 1 Woche stehen. Zwischendurch rühren Sie den Ansatz auch einmal um.

Nach der Ruhezeit lassen Sie ihn durch ein Tuch ablaufen und pressen Sie die zurückgebliebenen Holunderblüten noch gut aus. Füllen Sie die Flüssigkeit in dickwandige Flaschen um. Am besten eignen sich leere Sektflaschen, die dem Gärungsdruck auch standhalten.

Vor dem Verschließen streuen Sie in jede Flasche einige Reiskörnchen, um die Flüssigkeit zu klären und den Gärungsdruck etwas zu vermindern.

Nun sollte das Getränk noch gut 2 Wochen an einem dunklen kühlen Ort nachreifen.

Holunderblütenlikör

100 g getrocknete Holunderblüten

5 unbehandelte Zitronen

300-400 g Zucker

1 l Weingeist, 40% (oder hochprozentigen Korn)

Zubereitung

Befreien Sie die Blüten von den dicken Mittelstielen und schichten Sie sie mit den Scheiben von zwei unbehandelten Zitronen in ein Ansatzgefäß.

Pressen Sie die restlichen 3 Zitronen aus und fügen Sie den Saft hinzu. Lösen Sie den Zucker in 250 ml heißem Wasser auf und lassen Sie es wieder abkühlen, ehe Sie es über die Blüten gießen. Zum Schluss kommen Weingeist oder Korn dazu und das Gefäß wird mit Einmachhaut oder Folie verschlossen.

Nun muss der Liköransatz noch mindestens 5, besser aber 7 Wochen an einem warmen Ort ruhen. Dann wird er gefiltert und in eine hübsche Flasche umgefüllt. Gut gekühlt schmeckt der Blütenlikör am besten.

Holunderbeerschnaps

300 g Holunderbeeren
1 Stück Vanillestange
150 g weißer Kandiszucker
1 Flasche Korn

Zubereitung

Die gewaschenen, von den Stielen befreiten Beeren füllen Sie in eine Flasche mit weitem Hals und geben den Kandiszucker sowie das Stück Vanillestange hinzu. Darauf gießen Sie den Korn, so dass alle Blüten und Zutaten damit bedeckt sind, um Schimmelbildung zu vermeiden.
Nun stellen Sie den Kornansatz in den Keller oder in einen anderen dunklen, kühlen Raum und lassen ihn bei gelegentlichem Schütteln etwa 6-8 Wochen ruhen.
Nach der Ruhephase filtern Sie den Holunderschnaps und füllen ihn in hübsche Karaffen um.

Tipp

Statt Korn können Sie auch einmal Gin oder Wodka verwenden.

Holunderbeerlikör

Die Herstellung des „Hollerlikörs" ist ganz einfach, aber nichts für Ungeduldige. Denn je länger der Likör ruht, desto besser schmeckt er.

1 kg Holunderbeeren
1,5 l Weingeist (40%)
250 ml Rotwein
300 g Zucker

Zubereitung

Entstielen Sie die Holunderbeeren und füllen Sie sie in ein Gefäß mit weitem Hals. Übergießen Sie den Ansatz mit dem Weingeist und lassen Sie ihn an einem sonnigen Platz, vielleicht auf dem Fensterbrett, 2-3 Tage ruhen. Zwischendurch immer wieder aufschütteln.
Nach dieser Zeit lassen Sie den Ansatz noch einmal drei Wochen ohne Sonneneinwirkung und ohne zu schütteln stehen; erst danach können Sie ihn filtern. Nun erwärmen Sie den Rotwein und lösen darin bei geringer Hitzezufuhr den Zucker auf. Lassen Sie den Rotwein abkühlen und gießen Sie ihn dann über den gefilterten Beerenansatz.
Lagern Sie den Holunderansatz in fest verschlossenen Flaschen einige Monate im Keller, bevor Sie Ihren Holunderbeerlikör probieren.

Holunderbeerbrandy

2 l Holunderbeersaft
300 g Zucker
4 Gewürznelken
0,2 l Whisky

Zubereitung

Kochen Sie den Holundersaft mit einigen Gewürznelken und dem Zucker auf. Nach dem Erkalten fügen Sie den Whisky hinzu und füllen alles in Flaschen ab.
Lassen Sie den Ansatz einige Wochen im Keller ruhen, bevor Sie ihn probieren. Je länger er lagert, desto vollmundiger wird er.

Holunderbeergeist

2 kg Holunderbeeren
2 kg Zucker
Saft einer Zitrone
3 Gewürznelken
1 Stück Vanilleschote
1 Stück Zimtstange
500 ml Weingeist (90%, aus der Apotheke) oder hochprozentiger Korn (z. B. Doornkaat oder Genever)

Zubereitung

Erhitzen Sie die vorbereiteten Holunderbeeren in einem großen Topf zusammen mit dem Zucker, der Zimtstange, den Nelken, dem ausgeschabten Vanillemark und dem Zitronensaft. Lassen Sie die Holunderbeeren etwa 15 Minuten kochen; rühren Sie dabei gut um, damit nichts anbrennt.
Lassen Sie das Ganze im Topf abkühlen und streichen Sie die Masse anschließend durch ein Sieb. Füllen Sie sie dann in eine Flasche mit weitem Hals und gießen Sie den Weingeist darüber.
Vor dem Gebrauch ca. 8 Wochen im Keller ruhen lassen.

Holunderbeer-Zwetschengeist

1 kg Holunderbeeren
1 kg Zucker
6 Gewürznelken
1 Vanilleschote
1 Zitrone
etwas Muskat
3/4 l Zwetschenschnaps oder anderer Obstgeist

Zubereitung

Füllen Sie die vorbereiteten Holunderbeeren mit 2 l Wasser und dem Zukker in einen großen Topf und kochen Sie alles ca. eine halbe Stunde lang. Sieben Sie die Holundermasse durch und fügen Sie dem gewonnen Saft die Nelken, das Vanillemark und den Zitronensaft hinzu. Lassen Sie die Flüssigkeit eine Stunde leicht köcheln und filtern Sie sie danach durch.
Nach dem Abkühlen mischen Sie den Alkohol darunter und runden geschmacklich mit Muskat ab.

Holunderglühwein

Wenn Sie keine Gelegenheit haben, den Holundersaft selbst herzustellen, dann können Sie ihn auch im Reformhaus kaufen. An eisigen Wintertagen im warmen Zimmer sitzen und einen Holunderglühwein genießen - das ist wirklich gemütlich!

3 EL Zucker
3 Nelken
1 Stange Zimt
1/2 l Holundersaft
1/2 l Rotwein

Zubereitung

In einem großen Topf kochen Sie Zucker, Nelken und Zimt mit 100 ml Wasser auf. Geben Sie den Holundersaft und den Rotwein zu den aufgekochten Zutaten und erhitzen Sie alles bis kurz vor dem Sieden; lassen Sie die Flüssigkeit aber auf keinen Fall kochen.
Sie können den Glühwein mit Kandiszucker, Zitrone oder einem Schuss Rum geschmacklich variieren.

Literaturverzeichnis

Aschner, Dr. Bernhard: Paracelsus, Sämtliche Werke. Jena, 1932, Bd. I-X

Bardeau, F.: Die Apotheke Gottes. Ullstein Verlag, 1993

Bestimmungsbuch, Bäume und Sträucher erkennen. BLV-Verlagsgesellschaft, 1978

Bianco, Dr. med. Oswald: Gesundheitsbuch für die Familie. Bremer Brücken Verlag, Bremen, 1957

Bock, Hieronymus: Kreutterbuch. Straßburg, 1577

Brendan, Lehane: Macht und Geheimnisse der Pflanzen. W. Krüger Verlag, 1977

Burgerstein, E.: Heilwirkung von Nährstoffen. Haug Verlag, Heidelberg, 1984

Conert, Hans-Joachim: Flora in Farben, 667 wildwachsende Pflanzen. Otto Maier Verlag, Ravensburg, 1973

Das große Blumen- und Pflanzenbuch. Corvus Verlag, Berlin, 1978

Die große Kräuterfibel, Heilpflanzen in ihrer Anwendung. Moewig KG, Rastatt, 1996

Ebeler, Diether: ARD Ratgeber Heim und Garten. Naturalis Verlag, München/Köln, 1988

Fischer, Hermann: Mittelalterliche Pflanzenkunde. München, 1929

Funke, Hans: Die Welt der Heilpflanzen. Richard Pflaum Verlag, München, 1979

Gessner, Dr. Otto: Die Gift- und Heilpflanzen in Mitteleuropa. Heidelberg, 1953

Heiß, Erich: Wildgemüse und Wildfrüchte. Lebenskunde-Verlag.

Küster, Gertrud: Kriegsgemüse Kochbuch. Paul Parey Verlag, 1917

Legler, R./ Knaak, L.: Das keltische Baumhoroskop. Knaur Tb. Ratgeber, 1986

Lenz, Dr. med. Widukind: Ernährung und Konstitution. Urban & Schwarzenberg Verlag, Berlin-München, 1949

Lonicerus, Adamus: Kreutterbuch. Frankfurt/Main, 1564

Madaus, Gerhard: Lehrbuch der Biologischen Heilmittel. 3 Bände, Hildesheim, 1976

Matthiolus: New Kreuterbuch. Prag, 1563

Meyer-Camberg, Ernst: Das praktische Lexikon der Naturheilkunde. Mosaik Verlag, München, 1977

Mircea, Eliade: Mythen, Träume und Mysterien. Otto Müller Verlag, Salzburg, 1961

Müller, Ferdinand: Das große illustrierte Kräuterbuch. Ulm, 1874

Müller, Irmgard: Heilwissen aus der Klostermedizin. Herder Verlag, Freiburg, 1993

Norddeutsche Zucker GmbH & Co: Handbuch für die Einmachzeit, o.J.

Oberbeil, Klaus/ Ch. Lenz, Dr. med.: Obst und Gemüse als Medizin. Südwest Verlag, 1996

Phillips, Roger: Kosmos Atlas, 500 Wald- und Parkblumen. Franckh Verlag, 1992

Phillips, Roger: Kosmosbuch der Bäume. Lehrbuch. Franckh Verlag, 1984

Pilaske, Rita: Die verborgenen Heilkräfte unserer Bäume. Midena Verlag, Augsburg, 1998

Pilaske, Rita: Natürlich gesund mit Weißdorn. Midena Verlag, Augsburg, 1999

Rias-Bucher, Barbara: Vegetarische Küche. Südwest Verlag, München, 1995

Rocher, Yves: 100 Pflanzen 1000 Möglichkeiten. Paris, 1976

Scheerer, F.: Die Verwertung unserer Wildfrüchte. Siebeneicher Verlag, Berlin, 1948

Schneider, Dr. med. E.: Nutze die Heilkraft unserer Nahrung. Saatkorn Verlag, Hamburg

Tabernaemontanus/Bauhinus: Kräuterbuch. Basel 1731/Reprint Köbel, München, 1975

Thielke, Wolfgang: Das praktische Kursbuch, Hausmittel. Weltbild Buchverlag, 1998

Vescoli, Michael: Keltischer Baumkreis. Edition Kürz, Zürich 1988

Vonarbur, Bruno: Natürlich gesund mit Heilpflanzen. Haug, Aarau, AT Verlag, 1996

Wanger, Dr. med. Christian: Mit Heilkräutern schön und gesund. Prisma Verlag, 1978

Weil, Andrew: Natürliche Gesundheitnatürliche Medizin. Econ Verlag, 1993

Weiß, Dr. med. R. F.: Moderne Pflanzenheilkunde. Sanitas Verlag, Bad Wörishofen, 1973

Wilhelm, Mannhard: Der Baumkult der Germanen und ihrer Nachbarstämme. Berlin, 1875

Willford: Gesundheit durch Heilkräuter. Linz, 1959

Wissen, Bildungswerk für die ganze Familie. Bd. 1-16, Wissen Verlag, Stuttgart, 1970

Stichwortregister

H

R

S

T

V

W

Z